Ma grossesse naturo

ISBN : 978-2-412-06709-3
Dépôt légal : mai 2021
Imprimé en Espagne

Mise en page intérieure : Transparence
Illustrations de couverture et intérieur : Nathalie Jomard
Suivi éditorial : Lucie Drouin

Éditions First, un département d'Édi8
92, avenue de France
75013 Paris - France
E-mail : firstinfo@efirst.com
Site Internet : www.editionsfirst.fr

Ma p'tite famille

Ma grossesse naturo

Fiona Bernard

FIRST
ÉDITIONS

Avertissement

Les conseils et propositions de ce livre ne se substituent en aucun cas à un suivi médical et ne remplacent pas une consultation chez un médecin gynécologue ou une sage-femme.

Ce sont des conseils visant à améliorer votre hygiène de vie et votre vitalité par des méthodes douces et naturelles. Tous les conseils, notamment relatifs aux plantes et aux huiles essentielles, doivent être vérifiés avant application (allergies, contre-indications, interactions médicamenteuses...).

Tout le monde est le bienvenu ici : que vous soyez une future maman célibataire (par choix ou non), en couple dans une relation hétérosexuelle ou homosexuelle ou que vous ne vous définissiez pas par un genre précis.

Enfin, la langue française est belle mais machiste : le masculin l'emporte toujours. Je ne suis pas en accord avec cette affirmation qui contribue au patriarcat omniprésent dans nos sociétés. J'ai donc eu envie, à travers ce livre, de proposer une forme de parité en alternant le féminin et le masculin.

Sommaire

Introduction

C'est au moment de ma seconde grossesse que j'ai découvert la naturopathie. Cette approche m'a tellement passionnée que j'ai décidé de changer de vie et d'en faire mon métier ! En m'immergeant dans cet univers, j'ai réalisé les nombreux bienfaits que pouvait apporter la naturopathie, à tous les stades de la vie.

Alors, tant pis, c'est un peu tard pour moi, mes grossesses sont passées (enfin, j'en porte encore quelques souvenirs !). Mais pour vous, lectrices qui tenez ce livre entre vos mains, il n'est pas trop tard.

Que vous soyez dans votre premier, deuxième ou troisième trimestre, ou que vous ne soyez pas encore enceinte, ce livre est pour vous !

La grossesse est une période particulière dans la vie d'une femme : l'information est partout et nulle part à la fois, les personnes de votre entourage se transforment en « conseillers grossesse » et les avis fusent alors que vous n'avez rien demandé. Votre ventre devient un objet à toucher, votre appareil génital n'appartient plus au domaine de l'intimité, vous vous posez 1 001 questions sur la grossesse, le bébé, l'avenir... Bref ! votre cerveau et votre corps sont sursollicités !

Mon objectif est simple : vous simplifier l'accès à l'information et vous permettre de passer un bon moment en lisant ce livre. Je l'ai pensé comme un guide qui vous apporte des informations, des conseils naturels et qui vous fasse rire. Humour et amour sont tellement liés.

Ce livre, c'est celui que j'aurais aimé connaître il y a quelques années, celui qui m'aurait accompagnée sur le chemin d'une grossesse naturelle, vivante et en pleine conscience.

J'espère qu'il répondra à vos questions, vos remarques, vos besoins et vos envies.

Je vous souhaite une belle grossesse, une incroyable expérience et une merveilleuse rencontre avec votre bébé !

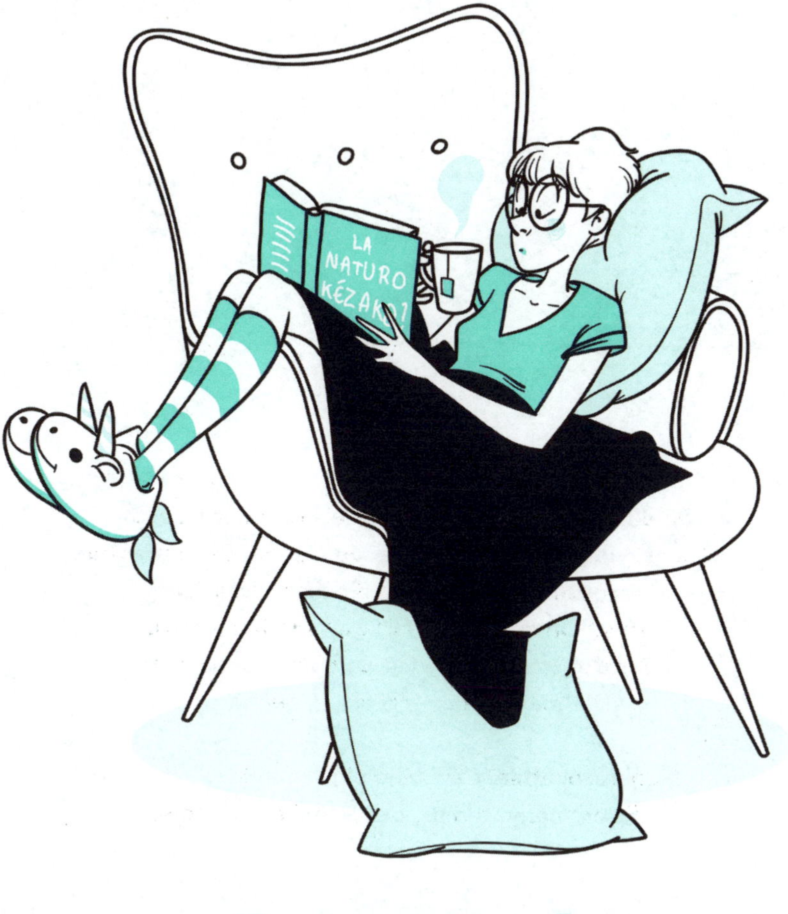

Acte 1

Qu'est-ce que la naturopathie ?

On entend de plus en plus parler de la naturopathie, et tant mieux ! Pour beaucoup de personnes, la pratique se résume à l'utilisation d'huiles essentielles (que l'on appelle en fait « aromathérapie »). Pour d'autres, c'est le fait de boire des jus verts, de manger des graines, de jeûner…

La naturopathie, c'est bien plus complexe que ça. Et en même temps, c'est aussi très simple.

Les origines de la naturopathie

Il y a deux idées concernant l'origine du mot. Pour certains, il viendrait du latin *natura* (nature) et du grec *pathos* (la passion, le ressenti). Pour d'autres, le mot s'inspire de l'anglais *nature's path* (la voie de la nature). Dans tous les cas, on retrouve l'idée de la nature guérisseuse et bienveillante.

La naturopathie est une approche holistique de l'être humain, c'est-à-dire qu'elle l'appréhende dans sa globalité. Elle repose sur le principe de l'énergie vitale et s'appuie sur des techniques naturelles (qui seront détaillées un peu plus loin). Ces dernières constituent la boîte à outils du naturopathe et ont pour objectif d'optimiser la santé globale d'une personne et d'améliorer ou de maintenir sa qualité de vie. Finalement, la naturopathie, c'est du bon sens : écouter son corps, le respecter et vivre en accord avec la nature et les saisons.

Le naturopathe est un éducateur de santé. Il aide le consultant à mieux comprendre son corps et à améliorer son hygiène de vie. Être en bonne santé, ce n'est pas simplement ne pas être malade, c'est ressentir un bien-être global.

Privilégier un accompagnement pluridisciplinaire, c'est la meilleure manière de prendre soin de sa santé ! Tout n'est qu'une question d'équilibre, entre médecine classique (dite « allopathique »), médecines traditionnelles et thérapies. Elles sont complémentaires et fonctionnent très bien ensemble. À chacun son rôle : préventif, pour la naturopathie (elle vous évitera de tomber malade !) ; curatif, pour la médecine allopathique (pour laquelle on réserve les vraies urgences !).

Selon l'Organisation mondiale de la santé, la naturopathie est la troisième médecine traditionnelle mondiale, après les médecines traditionnelles chinoise (MTC) et indienne (ayurvéda). Mais attention, le terme « médecine traditionnelle » peut prêter à confusion : un naturopathe n'est pas un médecin. Il n'est pas habilité à *diagnostiquer* et à *guérir* des *patients* ; tous ces termes sont d'ailleurs réservés à la médecine allopathique.

Vous connaissez sans doute Hippocrate, considéré comme le père de la médecine. Il avait établi plusieurs principes dans ses ouvrages (le *Corpus hippocraticum* est un texte de 12 000 pages, je vous le conseille si vous avez des insomnies, qui ne sont pas rares pendant la grossesse !) et la naturopathie en respecte plusieurs :

- ***Primum non nocere* : en premier lieu, ne pas nuire.** La base de la base : l'objectif est d'aller vers un mieux-être et non l'inverse.

- ***Vis medicatrix naturae* : suivre la nature guérisseuse.** Les naturopathes sont à l'écoute du corps et des symptômes, qui sont interprétés comme des indices et un moyen d'expression du corps. Ils ne sont donc pas forcément à supprimer, ce qui est souvent le cas avec la médecine allopathique.

- ***Tolle causam* : identifier et traiter la cause.** En naturopathie, nous aimons bien jouer au détective et chercher la cause du trouble. Un vrai travail d'analyse !

- ***Deinde purgare* : détoxifier et purifier l'organisme.** Hippocrate avait déjà compris l'importance de la libre circulation des liquides du corps et le besoin de traiter les surcharges. Les cures détox peuvent être bénéfiques, mais il faut être particulièrement vigilant, car elles ne conviennent pas à tout le monde. On envisage ces cures au printemps ou à l'automne, suivant l'état de la personne. Enceinte, ne faites jamais de cure détox ! Toutes les toxines mises en circulation iraient dans la circulation fœtale, c'est-à-dire vers votre bébé !

- ***Docere* : enseigner.** Le naturopathe est un éducateur de santé qui doit vous transmettre ses connaissances. L'autonomie du consultant est importante. Il ne s'agit pas de vous voir en consultation tous les quinze jours. Nous devrions toutes et tous connaître notre corps, sa façon unique de fonctionner et comment préserver sa santé et sa vitalité. Ce n'est pas quelque chose qui est culturellement ancré ou appris à l'école… mais j'ai espoir !

En naturopathie, on retrouve également certains principes de la médecine traditionnelle chinoise (la symbolique des organes, les périodes clés propices à la détox…), de l'ayurvéda (l'importance de l'alimentation et des six saveurs : sucré, salé, acide, amer, pimenté, astringent…), des thérapeutes d'Alexandrie (avec la posture de thérapeute, qui est celui qui écoute et non celui qui sait), des Esséniens (avec une alimentation axée sur les végétaux, l'utilisation du germe de blé et des plantes). Les bonnes pratiques sont partout !

Les piliers de la naturopathie

La naturopathie repose sur cinq piliers :

- **Le vitalisme** : nous avons tous en nous une force vitale, qui nous permet de rester en vie et en bonne santé : c'est le principe d'autoguérison. On l'appelle *prana* en Inde, *qi* en Chine. En naturopathie, la maladie est également vue comme un moyen d'expression du corps.
- **L'holisme** : c'est l'approche de l'être humain dans sa globalité et sur tous les plans de l'être, qui sont au nombre de sept – physique, énergétique, mental, émotionnel, socioculturel, éco-planétaire et spirituel.
- **Le causalisme** : en naturopathie, nous recherchons sur trois niveaux – la cause de la cause de la cause. Vous avez de l'acné ? Votre foie est peut-être surchargé. Il l'est peut-être parce que votre alimentation est déséquilibrée. Elle l'est peut-être parce que vous mangez sur le pouce par manque de temps ou d'organisation ou parce que vous allez vers les aliments gras et sucrés en raison d'un stress…
- **L'humorisme** : c'est la science des humeurs, qui sont les liquides du corps (sang, lymphe, cytoplasme) et non pas notre état d'esprit du moment !
- **L'hygiénisme** : ce sont l'ensemble des éléments permettant d'accéder à une bonne qualité de vie et au bien-être. Il y a l'hygiène alimentaire, l'hygiène corporelle et l'hygiène psycho-émotionnelle. On parle également de l'« hygiène émonctorielle », c'est-à-dire de la capacité d'élimination des déchets du corps par les organes émonctoires.

Le point naturo : les émonctoires

Ce sont des organes très importants en naturopathie, car ils servent à filtrer le sang et à en extraire les toxines. Ils rejettent ensuite ces dernières à l'extérieur de l'organisme. Ils fonctionnent sans relâche et peuvent s'encrasser suivant l'hygiène de vie adoptée. Il y a cinq organes émonctoriels : le foie, les intestins, les reins, les poumons et la peau. Nous, mesdames, nous avons la chance d'en avoir un supplémentaire : l'utérus !

La consultation de naturopathie

En consultation, une naturopathe déterminera vos **constitutions**, vos **tempéraments**, votre **diathèse** d'origine et actuelle et votre **vitalométrie**. Ce jargon naturo est très important, car la définition de ces éléments est la base du bilan vital ! Cela permet de savoir avec quel capital vous êtes née (vos forces et faiblesses), comment ce capital a été utilisé au cours de votre vie, où vous en êtes aujourd'hui et comment est votre vitalité.

Et si on essayait de déterminer votre constitution naturopathique ? Êtes-vous plutôt :

- Longiligne, frileuse, vous avez la peau pâle, vous êtes introvertie, très sensible, votre visage à tendance à se creuser ? Vous êtes sans doute **neuro-arthritique** !
- Bréviligne, vous avez souvent chaud et une bonne masse osseuse, vous êtes trapue et avec la peau colorée (souvent rouge), votre visage a tendance à se dilater et vous prenez du poids facilement ? Vous êtes sans doute **sanguino-pléthorique** !

Si vous voulez approfondir et connaître vos autres constitutions (hippocratique, en fonction de votre groupe sanguin, en iridologie…)

et tempéraments (naturopathique, neurologique), consultez un spécialiste, vous en apprendrez beaucoup sur vous-même !

Pour apprécier votre niveau de vitalité, il y a une multitude d'indices à observer comme votre voix, votre démarche, votre regard, votre pilosité... Votre gros orteil donne aussi plein d'informations, tout comme vos oreilles. Touchez une des vôtres et comparez avec celles d'autres personnes de votre entourage (en demandant toujours l'autorisation avant !). Vous serez surprise des différences de tonicité !

Une autre notion capitale en naturopathie est celle de **terrain**. Chaque personne dispose d'un terrain unique, plus ou moins favorable à la santé. En cas de surcharges ou de carence, ledit terrain peut s'aggraver et aller dans le sens de la maladie. En adoptant une bonne hygiène de vie, il peut s'améliorer.

En analysant votre terrain et les éléments du bilan vital, le naturopathe peut observer des tendances et des prédispositions, par exemple à la déminéralisation, à la prise de poids... Il vous posera également plein de questions et pourra ainsi vous recommander une cure détox (qui draine et aide le corps à éliminer les toxines, en soutenant les organes émonctoires) ou bien une cure de revitalisation (qui permet de combler les carences nutritionnelles et de retrouver de la vitalité). Il rédigera un **programme d'hygiène vitale** (PHV), qui est un ensemble de recommandations et de conseils. Pour personnaliser votre accompagnement, il piochera dans sa « boîte à outils des techniques de soin naturelles ». C'est ce qu'on appelle les « agents naturels de santé » :

- **L'alimentation :** la diététique, la nutrition, les associations alimentaires, la mastication...
- **L'exercice physique :** la marche, la gymnastique douce, le yoga, le Pilates, le qi gong... L'important n'est pas d'avoir une activité physique intense mais que le corps soit en mouvement.
- **La relaxation, hygiène psycho-émotionnelle :** la gestion du stress et des émotions, l'EFT (voir page 33), la méditation, la sophrologie,

l'utilisation des fleurs de Bach, éventuellement des propositions de psychothérapie...

- **L'hydrologie :** l'usage de l'eau sous toutes ses formes, en interne ou en externe (tisane, sauna, hammam, bains, cataplasmes d'argile...).
- **La phytologie :** l'utilisation des plantes, des huiles essentielles (aromathérapie), des bourgeons (gemmothérapie), des eaux florales (hydrolathérapie).
- **Les techniques manuelles :** les massages bien-être à visée non thérapeutique : californiens, coréens, ayurvédiques, relaxants...
- **Les techniques respiratoires :** la cohérence cardiaque, l'oxygénation, les exercices tirés du yoga ou des arts martiaux, l'utilisation d'un bol d'air® Jacquier...
- **Les techniques réflexes :** la réflexologie plantaire, l'usage des moxas...
- **Les techniques énergétiques :** le reiki, le magnétisme, le feng shui...
- **Les techniques vibratoires :** l'usage des couleurs, des cristaux, de la musique, des sons, du soleil...

Le point naturo : le soleil

Le soleil a mauvaise presse depuis quelque temps, alors que nous avons fondamentalement besoin de lui. Ce qui est dangereux, ce n'est pas l'exposition au soleil mais la mauvaise exposition ou la surexposition. Le soleil participe à la fabrication de la vitamine D et il nous met de bonne humeur (c'est pour cela qu'on parle de dépression saisonnière en automne et en hiver).

Pour profiter des bienfaits d'une bonne exposition : mettez-vous au soleil sans crème solaire (comme son rôle est de filtrer les UV, elle empêche la synthèse de vitamine D), de 15 à 20 minutes (pas plus !), en évitant les heures d'ensoleillement fort (entre 12 heures et 16 heures). Quand votre peau rougit ou que vous sentez une sensation de chaleur désagréable, couvrez-vous, mettez-vous à l'ombre ou utilisez de la crème solaire. Les personnes à la peau foncée ont besoin de plus d'ensoleillement pour synthétiser la vitamine D. Le lieu de vie est aussi un paramètre à prendre en compte (on synthétise mieux à la montagne qu'au bord de la mer, par exemple).

D'octobre à mars, quand l'ensoleillement n'est plus suffisant, une supplémentation en vitamine D est recommandée. Je ne vous conseille pas les ampoules, que je trouve anti-physiologiques car trop dosées. Je recommande les gouttes de vitamine D3, à prendre quotidiennement. Il est possible de faire une prise de sang pour mesurer le taux de vitamine D et ainsi adapter la posologie des gouttes.

Comment choisir sa naturopathe ?

Toutes les naturopathes n'ont pas la même spécialité. Pour ma part, je suis spécialisée dans l'accompagnement de la femme, mais certaines naturopathes vont se spécialiser dans l'accompagnement des hommes, du sommeil, des problèmes digestifs, de la gestion du poids ou bien dans certaines pathologies comme la maladie de Lyme ou la candidose.

Une naturopathe peut également être sophrologue, proposer des massages (c'est mon cas) ou de la réflexologie. Ce sont des facteurs à prendre en compte quand vous cherchez à consulter. Enfin, n'oubliez pas que le feeling est très important. En consultation, vous aborderez parfois de sujets intimes, d'où l'importance de vous sentir à l'aise et en confiance.

Les séances de naturopathie ne sont pas remboursées par la Sécurité sociale, mais certaines mutuelles proposent une prise en charge. Si ce n'est pas le cas de la vôtre, vous pouvez lui écrire pour les informer de votre souhait. C'est aussi comme ça que les choses bougent !

Les consultations peuvent se dérouler en face à face ou bien à distance. Chaque séance sera unique car vous l'êtes et votre problématique le sera aussi. Vous n'avez pas de problème particulier ? C'est l'occasion rêvée pour consulter ! La naturopathie a avant tout une approche préventive.

À titre indicatif : une première séance dure environ 1 h 30 (il y aura beaucoup de questions !) et les consultations de suivi environ 1 heure.

Les limites de la naturopathie

La naturopathie est formidable, mais elle a aussi ses limites. Il est important pour moi de les partager avec vous :

- **Limites déontologiques :** le naturopathe n'est pas un médecin et ne doit pas se prendre pour tel (sinon c'est un exercice illégal de la médecine). Il ne prend pas en charge une personne présentant un caractère d'urgence (infection, saignements, douleur intense...). Un naturopathe ne doit JAMAIS vous demander d'interrompre un traitement médical.
- **Limites physiologiques :** la naturopathie se base sur le principe de l'énergie vitale. Quand il n'y en a plus et que le corps n'arrive plus à s'autoguérir, le naturopathe devra orienter vers la médecine allopathique. Il sera possible de proposer un accompagnement doux pour un meilleur confort de vie, en parallèle d'un éventuel traitement médical.
- **L'implication du consultant :** sans vous, le naturopathe ne pourra pas faire de miracle ! La motivation, la volonté et la patience de la personne vue en consultation sont déterminantes et primordiales.

Une grossesse naturo

La grossesse est une période qui affecte la vie d'une femme à différents niveaux : physique, émotionnel, psychologique, sociétal...

À ce moment-là, pour l'organisme, les besoins du bébé sont prioritaires. Il est donc primordial que la femme puisse être en bonne santé (ne pas avoir de carences, avoir de la vitalité et se sentir bien) avant d'être enceinte, pendant sa grossesse et aussi après, pour mieux vivre son post-partum.

Avant d'être responsable d'un autre être, il faut savoir être responsable de son corps, de son état d'esprit et de soi. C'est un merveilleux cadeau à s'offrir et à offrir au monde que de prendre soin de soi. J'ai remarqué que pour beaucoup de femmes, et je m'inclus dedans, la grossesse est une période qui nous échappe. Le suivi de la grossesse en France est très médicalisé. Des pratiques invasives et parfois non nécessaires sont régulièrement imposées aux femmes. La notion de consentement est très souvent oubliée ; les violences obstétricales et gynécologiques (allant jusqu'à la maltraitance[1]) sont devenues courantes.

Je ne cherche pas à pointer du doigt une profession, je pense que le problème est très complexe et qu'il y a des soignants formidables qui font un travail merveilleux avec des moyens ridicules. Mais, ce qui prime pour moi, c'est le bien-être de la femme. Cette femme qui porte la vie et qui vit des transformations incroyables. J'estime qu'il faut prendre soin de cette femme.

Trop de femmes enceintes (ou qui essaient de l'être) subissent des pressions du corps médical mais aussi de leur entourage, et parfois d'inconnus. Les conseils fusent de partout et ils sont souvent non sollicités. Il y a deux acteurs principaux dans une grossesse : la future mère et son enfant. Bien sûr, il peut y avoir un ou une partenaire, mais sans la mère et sans l'enfant, il n'y a pas de grossesse.

1. Je vous invite à regarder ou écouter la vidéo de la sage-femme Anna Roy « Je suis maltraitante ».

Redonnons ses lettres de noblesse à la grossesse, replaçons la femme enceinte au cœur de l'accompagnement et honorons-la. Si vous êtes enceinte, battez-vous pour vos droits. Si vous avez des difficultés à vous défaire de l'avis des autres, sentez-vous libre de contacter un professionnel qui vous épaulera. Connaissez-vous le métier de doula ? Une doula est une femme qui en accompagne une autre, sur le chemin de la maternité. Je vous en reparlerai au moment de vous préparer à la grossesse.

La phase de préconception et la grossesse sont de bonnes périodes pour (ré)apprendre à vous chouchouter, à vous faire du bien et à vous autoriser le meilleur, pour vous et pour votre bébé. **Une grossesse naturo, c'est une grossesse qui respecte l'ensemble de vos besoins et ceux de votre bébé, le plus naturellement possible.** Cela ne veut pas dire que c'est une grossesse sans encombre, même si je vous le souhaite, mais cela signifie que vous comprenez ce qui se passe dans votre corps et dans votre tête, comment agir ou bien lâcher prise.

Je souhaite que plus jamais une femme enceinte n'entende : « Vous vomissez ? C'est normal, c'est le premier trimestre. Ne vous plaignez pas, beaucoup de femmes rêveraient d'être à votre place » (et si vous trouvez que ça sent le vécu, c'est le cas). Pendant les parcours d'aide à la procréation, pendant la grossesse et le post-partum, une femme a les hormones qui se déchaînent. Du coup, elle peut agir d'une façon qui déroute. J'ai envie que les femmes puissent se sentir libres de dire « Je n'aime pas être enceinte » sans déclencher une vague de commentaires culpabilisants et remplis de jugement.

Je rêve d'un monde dans lequel toutes les femmes enceintes se sentent libres, écoutées et soutenues. **Les maîtres-mots d'une grossesse naturo ? Douceur, respect, bienveillance et amour !**

Un accompagnement naturopathique pendant la préconception et la grossesse ne se substitue en aucun cas à un accompagnement médical, même en cas de grossesse physiologique (c'est-à-dire qui se déroule sans soucis de santé, à la différence d'une grossesse pathologique, où la présence du corps médical est indispensable pour la santé de la femme enceinte et du bébé).

Notes

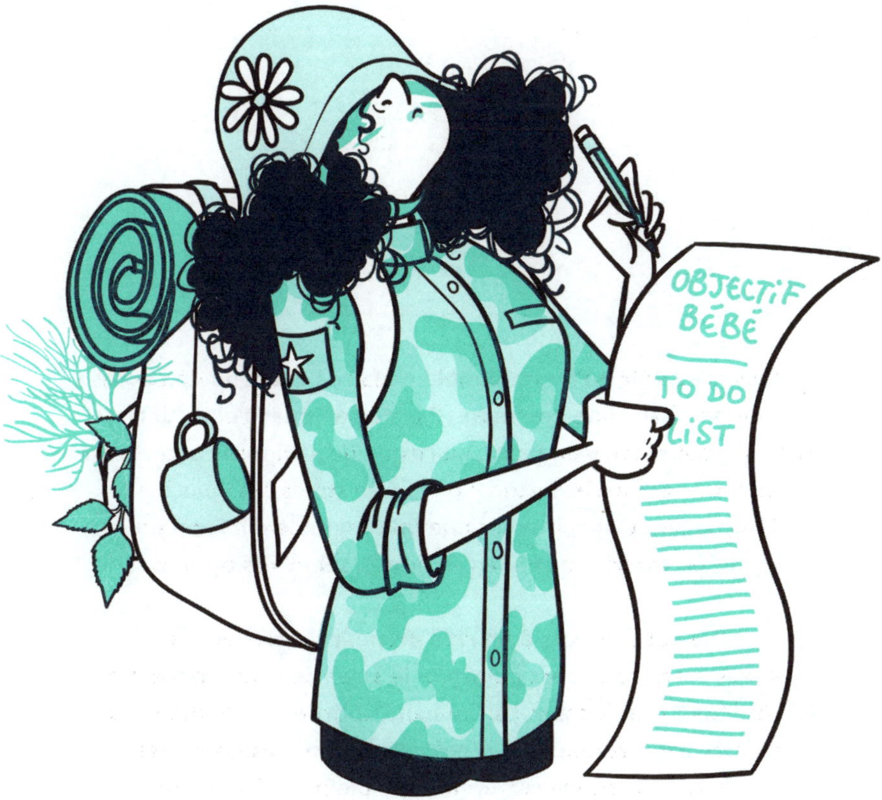

Acte 2

Préparer sa grossesse

Vous allez voir qu'il est possible de faire beaucoup de choses pour préparer une grossesse. Pas de panique : l'objectif n'est pas de tout mettre en place, au risque de s'imposer une charge mentale atroce et beaucoup trop de stress ! Je vous invite à accueillir ce chapitre comme un ensemble d'informations et de conseils à suivre (ou non !), selon vos besoins.

Le naturopathe a un rôle premier de prévention et d'éducation, et c'est pourquoi le sujet de la préconception me tient tant à cœur. J'ai souhaité aborder ce thème dans un ordre chronologique (préconception puis grossesse), mais vous trouverez également plein d'informations sur l'alimentation dans l'acte 3, sur l'exercice physique et la respiration dans l'acte 4 et sur votre équilibre psycho-émotionnel dans l'acte 5.

Quel accompagnement ?

Il y a des grossesses imprévues et il y a celles qui arrivent plus vite qu'on ne l'aurait pensé. Mais, pour celles qui peuvent être planifiées, la naturopathie a sa place dès le « projet bébé ».

Au moment de la préconception, l'objectif est de préparer votre corps et votre tête à la grossesse. C'est l'un des plus beaux cadeaux que vous pouvez offrir à votre bébé : prendre soin de sa première maison pour que l'accueil soit digne d'un hôtel cinq étoiles. Je ne suis jamais allée dans un tel hôtel, mais j'imagine que le confort est au rendez-vous et que tout le monde est aux petits soins !

Pour agir véritablement sur l'hygiène de vie, l'accompagnement idéal en préconception serait de neuf mois (c'est une durée qui revient souvent !). Cependant, j'ai bien conscience que l'on n'a pas toujours envie d'attendre autant de temps avant d'avoir un bébé. Alors même si un accompagnement en préconception dure deux ou trois mois, c'est toujours une bonne chose ! En France, la durée moyenne pour tomber enceinte est de six ou sept mois. Ces mois peuvent sembler terriblement longs quand on désespère de voir apparaître une deuxième barre sur le test de grossesse. Mais, en tant que naturopathe et doula, j'aime les interpréter comme une belle opportunité pour travailler sur l'hygiène de vie et l'état d'esprit du couple et/ou de la future maman.

Décider de faire un bébé, cela peut paraître simple, surtout si l'on se trouve dans le schéma « classique » du couple hétérosexuel. Mais ce n'est pas toujours le cas, peu importe la situation ou le couple dans lequel on est. Être enceinte peut relever du parcours du combattant : problèmes de fertilité (qu'ils soient liés à l'âge ou non), problèmes de santé (endométriose, SOPK[2]...), difficulté à repérer sa période ovulatoire, manque de vitalité... Certaines personnes auront inévitablement besoin d'un accompagnement médical.

Pour se préparer de façon holistique à la grossesse et pour répondre au mieux à vos questions et à vos besoins, je vous recommande

2. Syndrome des ovaires polykystiques.

d'envisager un accompagnement naturopathique associé aux professionnels suivants :

- **Sage-femme ou gynécologue :** pour faire un frottis et vérifier que tout va bien (si le dernier date de plus de trois ans) et pour arrêter votre contraception. Quand le projet bébé n'est pas pour tout de suite, certaines femmes préfèrent la conserver. Cela peut-être le bon moment pour envisager une option plus naturelle, comme le dispositif intra-utérin au cuivre, le diaphragme, l'utilisation de spermicides... Le sujet est assez controversé, mais l'important est que vous ayez une contraception, quelle qu'elle soit, qui respecte vos valeurs, vos envies et votre corps.

- **Spécialiste du cycle menstruel :** afin de vous aider à connaître votre cycle et à repérer les périodes fertiles. Si vous saviez le nombre de femmes que j'ai vues en consultation qui sont persuadées qu'elles ovulent forcément au 14e jour de leur cycle. Je ne leur jette pas la pierre, c'est ce qui est écrit partout ! Savez-vous que seulement 13 % des femmes ont un cycle de 28 jours ? Alors l'ovulation qui tombe pile-poil à J14 pour tout le monde, on peut oublier. Chaque femme est différente ! Il existe plusieurs outils pour repérer les périodes fertiles, comme l'analyse de la glaire cervicale, la prise de température et la palpation du col de l'utérus. Vous pouvez vous renseigner sur des méthodes d'observation naturelle du cycle telles que la symptothermie ou la méthode Billings.

- **Thérapeute ou psychothérapeute :** la prise en compte de l'aspect mental et psychologique ainsi que la connaissance de ses émotions sont essentielles, à tout moment de la vie.

- **Ostéopathe :** pour préparer votre corps d'un point de vue mécanique et tissulaire et faire des ajustements si nécessaires. Saviez-vous que des problèmes de fertilité peuvent venir d'une mauvaise position ou d'un déséquilibre du bassin ?

Parole d'experte

Elsa Leguy, ostéopathe D.O.[3]
spécialisée en périnatalité

Un bilan ostéopathique est recommandé aux femmes ayant un projet de grossesse, dès la prise de décision ou au moment de l'arrêt de la contraception. Après un interrogatoire précis, l'ostéopathe ira tester différentes zones du corps afin de le préparer au mieux à recevoir un embryon.

Tout d'abord, il libérera à l'aide de techniques manuelles précises les blocages du système musculo-squelettique au niveau du bassin (iliaque, sacrum, pubis, coccyx, périnée...), mais également sur l'ensemble du corps. Puis il vérifiera le bon fonctionnement du système endocrinien (notamment l'axe hypothalamo-hypophyso-surrénalien et les ovaires) responsable des sécrétions hormonales nécessaires à l'ovulation et au maintien de la grossesse.

Enfin, l'ostéopathe libérera les tensions des organes de la sphère pelvienne pour redonner une mobilité physiologique et ainsi favoriser une vascularisation et une innervation optimale.

Un minimum de deux séances est généralement conseillé pour travailler l'ensemble de ces structures, mais ce plan de traitement sera adapté à chaque femme.

D'autres professionnels peuvent vous accompagner en fonction de vos besoins et de là où vous en êtes dans votre projet bébé : acupuncture, médecin homéopathe, *fertility doula* (doula spécialisée dans les troubles de la fertilité), thérapeute manuel (massage, modelage), etc.

3. La mention D.O. (Diplômé en Ostéopathie) garantit que le praticien a suivi une formation de minimum 1 500 heures, sur 5 ans et est l'auteur d'un mémoire ou d'une thèse.

Kézako : la doula

Le mot, d'origine grecque, signifie « servante ». Ainsi, autrefois, les doulas accompagnaient et servaient les femmes tout au long de leur vie, en particulier pendant la grossesse et l'accouchement. Le métier, assez connu dans les pays anglo-saxons, se développe doucement en France.

Une doula prend soin d'une autre femme sur le chemin de la maternité. Elle propose un soutien pratique et émotionnel, jamais médical. Elle accompagne pendant la préconception, la grossesse, l'accouchement et le post-partum. Elle peut aussi être présente dans les moments difficiles, comme les fausses couches et le deuil périnatal.

Ses services sont multiples : temps d'échange pendant lesquels la femme peut s'exprimer en pleine liberté, massages non thérapeutiques, préparation de repas, bandage du bassin après l'accouchement... Chaque doula a ses spécificités. Les prestations d'une doula ne sont pas prises en charge par la Sécurité sociale et le prix d'un accompagnement peut rebuter certaines femmes qui aimeraient pourtant en bénéficier. Si c'est votre cas, n'hésitez pas à demander une participation à votre entourage, par exemple en cadeau de naissance.

Si vous êtes en projet bébé ou que vous commencez à y penser, je vous suggère de noter ci-après vos idées concernant l'accompagnement dont vous souhaiteriez bénéficier.

Mon accompagnement

Préparez votre tête

Les motivations cachées

« Pourquoi ai-je envie d'avoir un bébé ? »

Cette question peut paraître banale, mais il n'en est rien. Pourquoi a-t-on envie de créer la vie ?

Il n'y a pas de bonne ou de mauvaise réponse, simplement la réponse qui résonne en vous. Pour autant, il est important de se poser cette question et d'y répondre, ou du moins d'essayer. Cela vous permettra d'être plus au clair avec vous-même. D'un point de vue énergétique, tout ce que vous aurez élucidé (remises en question, inquiétudes) ne sera pas transmis à votre enfant.

Pour ces raisons, il peut être intéressant de travailler sur ce que l'on appelle le « **transgénérationnel** ». C'est-à-dire tout ce qui concerne les générations précédentes. Il y a parfois des histoires ou des pathologies qui se répètent dans les lignées familiales. Il se peut que vous ayez conscience de ces troubles et que vous souhaitiez éviter de les « passer » à votre enfant, qu'il n'en soit pas affecté. Dans ce cas, vous pouvez suivre une thérapie adaptée avec un psychanalyste formé au transgénérationnel ou envisager la kinésiologie, les mémoires cellulaires, la microkinésithérapie ou les constellations familiales. L'important est que vous vous sentiez à l'aise avec la personne et avec la démarche.

Et si, pour apaiser votre esprit et répondre aux questions concernant vos motivations cachées, vous faisiez appel aux techniques vibratoires qui témoignent de votre sensibilité énergétique et spirituelle ? La lithothérapie est une technique de soin qui utilise la vibration des minéraux et elle trouve tout à fait sa place dans un projet bébé.

Parole d'experte

Émilie Vagner, naturopathe et conseillère en lithothérapie (@jardinsenfleurs)

Le monde dans lequel nous évoluons s'ouvre de plus en plus aux vibrations de la nature et à l'énergie des éléments. Se tourner vers des techniques vibratoires permet de prendre soin de soi, d'expérimenter une relation différente au monde et de s'inspirer des éléments pour son propre cheminement.

Lorsqu'un désir d'enfant prend racine, il sera intéressant de vous tourner vers le **jaspe paysage**, qui parle de changements profonds et de voyage intérieur. Il invite au questionnement sur vos motivations et votre engagement :

Quel chemin êtes-vous en train de dessiner ? Quelles sont vos motivations profondes ? Y a-t-il des espaces en vous qui demandent à être guéris avant de vous engager dans cette aventure qu'est la parentalité ? Comment va votre enfant intérieur ?

Il pourra être utile de vous reconnecter à votre ventre et à sa force créatrice en vous entourant des vibrations de la **cornaline**, pierre de la fécondité par excellence. Elle correspond au chakra sacré, ce point énergétique situé entre le nombril et le périnée. Posée sur le ventre lors d'une méditation ou d'un temps de détente profonde, yeux fermés, elle stimulera votre fécondité et vos élans créatifs, vous apportera chaleur et réalisation de votre puissance de femme.

Le stress

Préparer votre tête, c'est aussi observer le stress que vous pouvez ressentir. Le mot « stress » est très controversé. Scientifiquement, il n'est ni positif ni négatif ; c'est notre interprétation qui lui donne ces tonalités. À la base, le stress est une réaction d'adaptation de notre organisme face à une situation inhabituelle. C'est un processus biologique naturel. C'est un phénomène qui permet, si l'on se retrouve devant un danger (par exemple être face à un lion qui a sauté le petit déjeuner), que nos capacités physiques et psychologiques soient à leur maximum. Si l'on veut courir pour échapper au lion affamé, il nous faut plus d'oxygène pour alimenter les muscles, le cœur doit être plus efficace, les sens sont à l'affût pour trouver le bon endroit pour se mettre en sécurité... Tout cela représente un effort énorme pour l'organisme et le besoin de récupération est important.

Sauf que, je pense que vous en conviendrez, vous n'êtes pas tous les jours confrontée à un félin qui a les crocs. Par contre, votre corps peut se mettre dans le même état de stress quand vous apercevez une facture, un e-mail intitulé « Urgent » alors que vous êtes déjà sous l'eau au travail, etc. Dans nos sociétés actuelles, le stress est ressenti quotidiennement, et c'est là le danger : le corps ne parvient plus à revenir à un état d'équilibre car la cause est constamment présente. De plus, la réaction que vous avez face à la situation stressante n'est pas celle prévue initialement par le corps : vous ne vous mettez pas à courir loin de votre bureau à la lecture du fameux mail que votre organisme a interprété comme dangereux. Votre corps sécrète ainsi des substances qui ne servent pas à faire un effort physique mais qui stagnent dans l'organisme. À la longue, elles finiront par le surcharger et l'épuiser. Les hormones du stress, notamment le cortisol, produites à des doses excessives et quotidiennement sont délétères pour notre organisme : affaiblissement du système immunitaire, troubles des fonctions cérébrales (perte de mémoire, difficultés de concentration...), dépression, prise de poids... Pas très réjouissant comme tableau !

Pour résumer, le stress peut nous rendre malade. La bonne nouvelle ? Nous avons la capacité d'agir et ce, à plusieurs niveaux.

D'abord, nous pouvons travailler sur nos pensées pour mieux vivre nos émotions face à des situations que l'on trouve stressantes. Je dis bien « que l'on trouve stressantes », car le stress est subjectif. Cet e-mail intitulé « Urgent » peut déclencher en vous une montée de stress alors qu'une collègue n'en ressentira rien de particulier.

Travailler sur la gestion du stress demande de l'entraînement et du temps, mais plusieurs techniques peuvent vous aider à prendre du recul, à analyser vos pensées et vos émotions pour mieux les vivre. En voici quelques-unes.

Le yoga

Il existe une multitude de yogas : *hatha, vinyasa, kundalini, ashtanga, nidra*...

L'important est de trouver la pratique qui correspond à vos besoins. Les exercices de respiration (*pranayama*) sont primordiaux en yoga. Le yoga apporte un bien-être global : physique, mental, énergétique...

La méditation

C'est une pratique qui invite à être pleinement présent, à accueillir ce qui se passe dans notre tête et à le contempler sans jugement. Il n'y a pas de but à atteindre. On entend souvent dire que lorsqu'on médite « il ne faut pas penser ». Quand j'entends la phrase « il faut » ou « il ne faut pas » pour inciter au lâcher-prise... j'ai tendance à trouver ça contre-productif. Pas vous ?

Il n'y a pas de bonne méditation ou de bonne façon de méditer. Il y a l'instant que vous vous accordez, la pause que vous vous octroyez. C'est un moment d'observation : de vous-même mais aussi du monde. Je vous conseille, si le sujet vous intéresse, de lire le livre *Foutez-vous la paix ! Et commencez à vivre*[4].

L'EFT (Emotional Freedom Technique)

C'est une technique énergétique qui permet de soulager un mal-être (psychologique ou physique) et de résoudre des conflits. Le principe consiste à tapoter des points bien précis du corps tout en se concentrant sur la problématique que l'on souhaite traiter. L'énergie bloquée sera donc libérée. Une séance d'EFT se déroule selon un protocole défini. Il est possible, si vous vous intéressez

---

4. Fabrice Midal, *Foutez-vous la paix ! Et commencez à vivre*, Flammarion, 2017.

à la technique, de faire appel à un professionnel en EFT, mais vous pouvez aussi la pratiquer seule.

La respiration

S'il y a bien quelque chose que nous oublions tous les jours, c'est de respirer. Notre corps n'oublie pas, heureusement, mais notre conscience l'a mis de côté. Conscientiser sa respiration et se concentrer dessus apportent une sérénité incroyable rapidement (et c'est gratuit !).

La cohérence cardiaque

Selon la définition de *coherenceinfo.com* (le site du Dr David O'Hare, qui a popularisé la pratique en France), « la cohérence cardiaque est un état d'équilibre physiologique, physique, mental et émotionnel qui induit un recentrage, un ressourcement et un renforcement de chacun de ces domaines ». Cet état peut s'obtenir en respirant, tout simplement. Rendez-vous page 106 pour débuter votre pratique.

La psychologie positive

C'est une approche qui permet d'optimiser son bonheur et de se concentrer sur le moment présent. Il existe des psychologues formés à cette discipline ainsi que des coachs.

La spiritualité et la religion

Pour certaines personnes, avoir foi en quelque chose de plus grand que soi (appelé parfois Dieu, Univers...) peut permettre de relativiser et de trouver un sens, dans les épreuves agréables ou désagréables à vivre.

L'**alimentation** est également une aide précieuse dans la gestion du stress. Si vous vous sentez stressée ou que vous rentrez dans une période délicate, vous pouvez augmenter vos apports en magnésium, vitamine B, oméga 3 et antioxydants.

Le point naturo : **le magnésium**

Si vous manquez de magnésium, vous serez plus sujette à la fatigue et au stress. Si vous ressentez du stress, les hormones de ce dernier vont augmenter le taux de calcium dans le sang. Ce calcium va entrer dans les cellules et expulser le magnésium pour se faire une place. Le magnésium se retrouve alors dans le sang et les reins vont l'évacuer *via* l'urine. C'est un cercle vicieux : plus vous manquez de magnésium, plus vous êtes perméable au stress. Plus vous être stressée, plus vous manquez de magnésium !

Une alimentation riche en magnésium peut donc vous aider. Parfois, la supplémentation est nécessaire, sur avis d'un professionnel, en privilégiant le magnésium sous forme de bisglycinate, de citrate ou de taurinate.

Les aliments principaux riches en magnésium sont les légumineuses, les oléagineux, les céréales complètes, les légumes verts, le germe de blé, la sardine, les fruits de mer...

L'**exercice physique** est un bel allié dans la gestion du stress. L'acte 4 sera consacré au mouvement, à la respiration et à leurs nombreux bienfaits sur l'organisme.

L'utilisation de certaines plantes, sous forme de tisanes, d'huiles essentielles ou de bourgeons, peut aussi apporter un réel sentiment de mieux-être. Si besoin, je vous conseille de diffuser une huile essentielle biologique de lavande officinale (aussi appelée « lavande vraie », *Lavandula angustifolia*). Cette huile essentielle est très polyvalente et n'a pas de contre-indication (sauf allergie). Elle est idéale pour se relaxer, trouver le sommeil, apaiser le mental. Vous vous demandez si vous pouvez utiliser des huiles essentielles pendant la grossesse ? La réponse est **oui** et nous en reparlons dans les actes 5 et 7.

Une autre solution pour ressentir moins de stress est l'information. Pour éviter une (mauvaise) surprise, se renseigner est primordial. Prenons l'exemple d'une femme qui désire avoir un bébé mais qui ne sait pas que cela peut prendre du temps. Elle pense qu'une femme tombe enceinte au premier essai. Si cela ne se produit pas, elle va peut-être s'inquiéter ou se dire qu'il y a un problème. Son corps va se mettre en état de stress, sa tête aussi et elle va se poser beaucoup de questions. Si cette femme se renseigne, elle pourra être rassurée.

À noter: le corps médical considère qu'il y a un trouble de la fertilité s'il n'y a pas de grossesse après **un an** de relations sexuelles régulières, pendant la période propice, sans contraception.

À l'inverse, je vous invite à la prudence quant à l'excès d'information et à la fiabilité des sources utilisées. Aujourd'hui, on trouve de tout sur Internet et l'afflux d'éléments peut se révéler anxiogène. Il est bon de trouver un juste milieu et de sélectionner de bonnes sources d'information (professionnels de santé en qui vous avez confiance, site internet sérieux…).

Enfin, je vous encourage à observer votre vie et les personnes qui s'y trouvent. Le stress peut aussi venir d'un entourage malveillant : famille, amis, collègues… Entourez-vous de personnes bienveillantes, qui vous aiment et qui vous veulent du bien. L'exercice n'est pas forcément facile et il peut même être douloureux de faire du tri dans ses relations, mais il est parfois nécessaire de le faire. Je vous invite encore une fois à vous faire accompagner par un thérapeute si vous en ressentez le besoin.

Préparez votre corps

Comme nous l'avons vu, le projet bébé est le moment parfait pour consulter un naturopathe et faire un bilan.

Comment est votre vitalité ? Quel est votre mode de vie ? Est-ce que votre corps fonctionne de façon optimale ? Est-ce que vos émonctoires sont surchargés ? Avez-vous des allergies, des pathologies ?

Tout va être passé en revue. Rappelez-vous : objectif hôtel cinq étoiles ! N'oubliez pas que votre partenaire peut également se préparer, surtout si c'est un homme. Son but : avoir un sperme de qualité ! Un partenaire, homme ou femme, qui a une bonne vitalité et des outils à sa disposition pour mieux gérer son stress est un partenaire de choix pour la grossesse, l'accouchement et le post-partum ! Il a un rôle secondaire, certes (c'est vous l'héroïne principale), mais très important : celui de vous soutenir et d'être présent pour vous !

La cure détox en préconception

Si votre vitalité est suffisante, la préparation à la grossesse est le moment parfait pour nettoyer votre corps. Si vous consultez, un naturopathe vous proposera une cure personnalisée, mais, seule, vous pouvez déjà mettre des choses en place :

- Mettez votre système digestif au repos en faisant une **monodiète**, qui consiste à ne manger qu'un aliment ou qu'une famille d'aliments, à satiété, sans ajout d'huile ou de sel. Pour ne pas vous lasser, vous pouvez varier les cuissons et ajouter des herbes aromatiques et des épices. Privilégiez les aliments sains (on évite la monodiète de frites ou de chocolat !) et de saison :

  Au printemps : jus de légumes, crudités.

  En été : fruits (pêche, fruits rouges), concombre, gaspacho...

  En automne : fruits (raisin, pomme), carotte...

  En hiver : sarrasin, quinoa, pomme de terre vapeur, soupe de légumes (sans pomme de terre).

Vous pouvez commencer par un soir par semaine, puis deux pendant un mois. Vous pouvez aussi débuter par une journée entière. Soyez à l'écoute de vos ressentis et choisissez des moments où vous êtes au calme et n'avez pas de sortie prévue.

Mon p'tit conseil

La monodiète de pommes est idéale pour débuter. Elle est nutritive, et grâce à la pectine de la pomme, elle procure un effet coupe-faim. Vous pouvez trouver des pommes toute l'année et varier leur utilisation (crue, en jus, en compote, au four, en chips...).

Attention !

Si vous tombez enceinte pendant une cure détox, arrêtez-la. N'oubliez pas, on ne draine pas l'organisme lorsqu'on est enceinte ou qu'on allaite.

- Utilisez un **gratte-langue** ayurvédique en cuivre chaque matin (vous serez surprise de ce que vous verrez !) et pratiquez le **bain de bouche à l'huile**. Cette dernière va capter les toxines présentes dans la bouche et envoyer un signal au foie, ce qui le stimulera.

  Mâchez (à jeun, le matin) une cuillerée à soupe d'huile végétale (tournesol, coco, sésame, olive...) pendant 15 minutes. Commencez par quelques minutes et augmentez progressivement (on s'y fait vite si on fait autre chose en même temps). Recrachez l'huile dans la poubelle ou le lavabo (mais attention à l'huile de coco, qui se solidifie en refroidissant, et peut boucher les canalisations).

- Positionnez une **bouillotte** sur votre foie, tous les soirs, surtout pendant la saison froide. Laissez la bouillotte 30 minutes (voire toute la nuit) pour stimuler son travail d'élimination. C'est une technique très efficace, car le foie est un organe qui adore la chaleur. Vous pouvez faire la même chose sur vos reins, qui apprécieront tout autant !

- Faites-vous **masser** ! Les massages drainants permettent d'évacuer les toxines. Si vous n'avez pas envie ou pas les moyens (financiers ou logistiques), n'hésitez pas à vous automasser ! Prendre 5 minutes le soir avant de se coucher pour masser ses mains et ses pieds est très agréable. Vous trouverez, sur Internet, des cartes de réflexologie plantaire.

- Buvez des **tisanes**, à raison de trois tasses par jour. Certaines plantes ont des propriétés spécifiques pour aider les organes émonctoires :

  Pour le foie : chardon-marie, romarin, curcuma, artichaut...

  Pour les intestins (en cas de constipation) : mauve, guimauve, réglisse...

  Pour les reins : queues de cerise, cassis, piloselle...

  Pour la peau : bardane, pensée sauvage, bourrache...

  Pour les poumons : coquelicot, thym, pin sylvestre...

N'hésitez pas à aller en herboristerie pour les choisir ou pour obtenir un mélange personnalisé. Mais attention, certaines plantes peuvent présenter des contre-indications particulières, alors renseignez-vous avant d'en consommer !

Le point naturo : les tisanes

Une tisane est une boisson dans laquelle les actifs des plantes se diffusent dans l'eau. Il existe plusieurs sortes de préparation.

L'infusion : c'est la technique la plus connue. Elle consiste à verser de l'eau bouillante sur un sachet de tisane ou sur un mélange en vrac dans une boule à thé, à environ 10 cm de hauteur pour éviter un choc thermique. Laissez infuser de 5 à 10 minutes suivant la plante et l'intensité de goût désirée. L'infusion convient aux feuilles aromatiques (sauge, verveine, menthe, mélisse, thym, romarin...) et aux fleurs (camomille, bleuet, bruyère...).

La décoction : pour les feuilles non aromatiques (desmodium, pissenlit...), les écorces et les racines (lapacho, guimauve...). Remplissez d'eau froide une casserole et mettez-y une poignée de plantes. Montez à ébullition puis laissez bouillir 3 minutes pour les feuilles et de 5 à 10 minutes pour les écorces et les racines. Éteignez le feu et couvrez 10 minutes. Enfin, filtrez et dégustez !

La macération : remplissez une bouteille ou un pichet d'eau et ajoutez-y vos plantes (menthe, fleur d'hibiscus, zeste d'agrumes...). Gardez au frais toute la nuit et buvez-la le lendemain à température ambiante. Elle convient particulièrement à la saison chaude.

La cure de revitalisation

Ça y est, votre corps est nettoyé ! Maintenant il faut le revitaliser pour lui apporter plein de bonnes choses. Pendant la grossesse, le corps doit pouvoir répondre aux besoins du bébé et, pour ce faire, il ira piocher dans les réserves de la mère. On fait donc le plein avant ! Si vous n'aviez pas la vitalité suffisante pour faire une cure détox, il est possible de faire une cure de revitalisation puis une cure détox et à nouveau une cure de revitalisation !

En consultation, le naturopathe ajustera la cure en fonction de votre terrain et de vos besoins. Vous pouvez d'ores et déjà enrichir votre alimentation avec des crudités, des huiles biologiques de première pression à froid, des graines germées, des algues (si vous n'avez pas de problème d'hyperthyroïdie) ou du pollen frais, qui peut s'ajouter dans un smoothie, dans un yaourt ou être consommé tel quel. Pour bien assimiler tous les bienfaits du pollen, mâchez-le longuement avant de l'avaler !

Consommez des **jus verts**, que vous pouvez acheter en magasin bio ou faire vous-même à la maison, à l'aide d'un extracteur. Je ne recommande pas les centrifugeuses, qui fonctionnent à grande vitesse et nuisent à la qualité des jus. Le principe est de ne mettre que des légumes verts (concombre, chou kale, céleri-branche, feuilles d'épinard...), des herbes (persil, coriandre...) et éventuellement, une pomme verte (type granny-smith) pour adoucir le tout.

Des **compléments** peuvent aider à apporter des nutriments supplémentaires. Pour une reminéralisation, testez la cure d'Hydroxydase®

(une eau très riche en minéraux, à consommer sur un mois au maximum, pour ne pas fatiguer les reins) ou prenez du Plasma de Quinton®, une eau de mer très concentrée en minéraux et oligoéléments.

Un contact avec la **nature** est toujours recommandé. Rien n'est plus ressourçant qu'une promenade en forêt, une promenade en montagne ou près de la mer. Vous pouvez aussi marcher, pieds nus, dans la rosée du matin en vous couvrant bien. Cela rechargera vos batteries.

Une alimentation équilibrée

En dehors des cures, au moment de la préconception, votre corps a besoin d'une alimentation hypotoxique, c'est-à-dire qui limite au maximum l'apport d'éléments toxiques. Elle sera composée de :

- **Légumes verts et colorés**, crus et cuits.
- **Fruits :** à consommer idéalement crus en collation matinale ou l'après-midi. Les fruits cuits peuvent être consommés en fin de repas.
- **Protéines végétales** (légumineuses, algues, oléagineux...) **et/ou animales** (œuf, poisson, viande blanche).
- **Bonnes graisses :** les huiles de première pression à froid de qualité biologique et riches en oméga 3 comme l'huile de colza, de lin, de cameline, de noix ou de chanvre. À raison de deux ou trois cuillerées à soupe par jour en assaisonnement ou directement sur un plat. Conservez-les au réfrigérateur et ne les utilisez pas pour la cuisson.
- **Céréales variées et semi-complètes**, en essayant de limiter les céréales à gluten (nous en reparlerons dans l'acte 3).
- **Oléagineux :** noix, noisettes, amandes, graines de courge, de tournesol...
- Éventuellement un peu de **laitages de brebis, de chèvre ou des alternatives végétales.** N'hésitez pas à varier ces dernières aussi bien en consommation pure que pour la préparation culinaire : lait de coco, lait d'amande, boisson à l'avoine, riz, soja, épeautre,

noisettes… Il y a du choix ! Choisissez-les de préférence sans sucre ajouté.

- **Aliments vitalogènes :** algues, graines germées, jus de légumes lactofermentés, pollen frais…
- **Aromates, herbes, épices…** Riches en antioxydants, ils facilitent la digestion, donnent du goût et apportent de la couleur à votre assiette.
- **De l'eau !** Certaines eaux sont bien meilleures que d'autres pour la santé. L'idéal est de choisir une eau de source faiblement minéralisée (dont le résidu à sec est inférieur à 100 mg/l). Il est déconseillé de consommer au quotidien des eaux riches en minéraux car elles fatiguent les reins. Concernant la quantité, les recommandations oscillent entre 1 et 2 l d'eau par jour, selon vos besoins, votre pratique sportive, etc.

Ma p'tite astuce

Vous pouvez consommer de l'eau du robinet filtrée avec un charbon *binchotan*. C'est un charbon qu'on insère dans une carafe, ou dans une bouteille en verre, que l'on remplit d'eau. En quelques heures (six à huit), l'eau est purifiée ! Pensez à avoir deux bouteilles pour toujours avoir de l'eau filtrée à disposition. S'il est utilisé tous les jours, le charbon dure trois mois. Il faut ensuite simplement le faire bouillir pour le réutiliser. Il existe également les perles de céramique, qui ont ma préférence. Il suffit de les déposer dans une bouteille en verre et, en quelques minutes, le travail est fait ! Leur efficacité dure plusieurs années et il faut simplement les bouillir pour les réactiver ! En revanche, je ne vous conseille pas du tout les carafes filtrantes, dont les cartouches sont de véritables nids à microbes !

- Évitez (voire fuyez) les aliments raffinés, les sodas, les bonbons, les plats industriels, les graisses saturées… ce sont des calories vides ! C'est-à-dire que ce sont des aliments sans intérêt d'un point de vue nutritionnel et qui, au contraire, ne vous apporteront que des substances toxiques et nocives (additifs alimentaires, perturbateurs endocriniens…).

Le point naturo :
manger bio

Je vous encourage, selon vos possibilités, à consommer bio. Bien sûr, tous les produits bio ne sont pas parfaits, mais l'agriculture biologique française répond à un cahier des charges qui interdit le recours à certaines substances potentiellement nocives pour la santé. Si on me demande ce que je privilégie entre une courgette bio d'Espagne et une courgette non bio française, ma réponse sera la courgette française. En revanche, je prendrai bien soin de la laver et de l'éplucher !

Ne choisissez pas des céréales complètes si elles ne sont pas bio. L'enveloppe est la partie de la céréale qui comporte le plus de pesticides et d'engrais chimiques. Vous pouvez choisir des céréales complètes ou semi-complètes bio ou des céréales blanches non bio.

Si vous achetez des fruits et des légumes non bio, épluchez-les. S'ils sont bio, vous pouvez manger la peau, qui regorge de vitamines et de minéraux, il suffit de les nettoyer à l'eau avant consommation.

On entend souvent dire que le bio coûte cher. Pour vous prouver le contraire, je vous invite à aller en magasin bio plutôt que dans le rayon bio des grandes surfaces. Vous y retrouverez plus de produits de saison (moins chers et adaptés à nos besoins du moment) et de produits locaux. Vous pouvez aussi vous renseigner auprès des maraîchers près de chez vous, des AMAP[5]...

5. Associations pour le maintien d'une agriculture paysanne.

Les nutriments en préconception

Tous les nutriments sont indispensables au bon fonctionnement de l'organisme, mais certains sont à privilégier pendant la période de préconception. Ils permettent de booster la fertilité et de s'assurer que la grossesse débute dans de bonnes conditions. Messieurs, cette partie vous concerne aussi !

La vitamine A

Elle améliore la qualité des ovules et du sperme et participe à la division cellulaire dès la fécondation.

Les principales sources alimentaires riches en vitamine A sont les légumes et les fruits de couleur orange (carotte, potiron, patate douce, mangue...), les légumes verts (épinard, brocoli), les œufs et le poisson.

Les vitamines B (dont B9)

Ce groupe de vitamines intervient dans l'équilibre nerveux et le développement de l'embryon. Vous avez sans doute déjà entendu parler de la vitamine B9 (aussi appelée « folates » ou « acide folique »), car elle est très importante avant la conception du bébé. Elle joue un rôle dans la prévention des pathologies du tube neural, qui est le système nerveux central de l'embryon. Au fur et à mesure de la grossesse, ce tube va se transformer pour devenir le cerveau et la moelle épinière. Il est reconnu scientifiquement que la carence en folates cause des malformations du tube neural. Il a aussi été prouvé qu'augmenter les apports en folates, avant la grossesse, a un effet protecteur. Le tube neural se forme dès les premières semaines de l'embryon et, à ce moment-là, la femme ne sait pas toujours qu'elle est enceinte !

Les principales sources alimentaires riches en vitamines B sont la levure de bière (en poudre ou en paillettes à ajouter sur vos plats), les céréales complètes, les abats, les champignons, les légumineuses.

Les principales sources alimentaires riches en B9 sont les abats, le foie de morue (en boîte, mais cela existe aussi en comprimés), les lentilles cuites, les œufs, les épinards, les noisettes, les pois cassés, les choux de Bruxelles, le pollen frais.

Attention !

Les abats sont autorisés en préconception mais déconseillés pendant la grossesse. Comme il s'agit des organes d'élimination des animaux, ils peuvent encrasser votre organisme.

La vitamine C

Elle est très polyvalente et permet de booster la fertilité, grâce à son pouvoir antioxydant. Elle améliore la qualité du sperme et permet de mieux assimiler le fer. Une carence en vitamine C augmente le risque d'accouchement prématuré et peut empêcher une prise de poids correcte du fœtus.

Les principales sources alimentaires riches en vitamine C sont les fruits (kiwi, agrumes, fraise, cassis...), les légumes (poivrons, choux...), le persil. La vitamine C étant sensible à la chaleur, il vaut mieux privilégier le cru.

La vitamine D

Elle participe à la synthèse et à la fixation du calcium et à la formation des hormones sexuelles, chez l'homme et chez la femme. C'est une vitamine essentielle pour le système immunitaire et elle contribue à notre bonne humeur ! Pour rappel, il est recommandé de prendre quotidiennement des gouttes de vitamine D3 d'octobre à mars.

Les principales sources alimentaires riches en vitamine D3 sont les poissons gras (maquereau, sardine, hareng, saumon, truite...) et l'huile de foie de morue.

La vitamine E

Une insuffisance ou une carence peut être la source de troubles de la fertilité, chez l'homme comme chez la femme. Elle est antioxydante et anti-inflammatoire.

Les principales sources alimentaires riches en vitamine E sont le germe de blé (en poudre ou en huile), l'avocat, les graines de tournesol, les noisettes, les sardines, les œufs...

Le fer

Une quantité suffisante de fer est indispensable pour la conception : il améliore l'ovulation et participe au bon développement du fœtus. Beaucoup de femmes sont anémiées (elles manquent de fer) : travailler sur ce point en préconception peut aider à déclencher une grossesse.

Les principales sources alimentaires riches en fer héminique (animal) sont les poissons, la viande, les produits laitiers.

Les principales sources alimentaires riches en fer non héminique (végétal) sont les algues (spiruline, wakamé, dulse...), le sésame, les graines de tournesol, les noisettes, les amandes, les légumineuses, les épices (cumin, curry, cannelle), l'ortie...

Le point naturo : le fer

Le fer non héminique est moins bien absorbé que le fer héminique. Pour booster l'absorption, il faut consommer des produits riches en vitamine C et/ou des produits lactofermentés (choucroute, tofu lactofermenté, légumes lactofermentés, pain au levain). L'absorption de fer est compromise par la consommation de café, de thé et la cigarette.

L'iode

Elle améliore l'ovulation et est indispensable dans la synthèse des hormones thyroïdiennes, qui participent au développement du cerveau du fœtus.

Les principales sources alimentaires riches en iode sont les produits de la mer, les algues marines, le sel iodé non fluoré.

Les oméga 3

Ce sont des acides gras essentiels anti-inflammatoires. Une carence en oméga 3 peut entraîner des troubles de la fertilité. Ils jouent un rôle dans la formation et la mobilité des spermatozoïdes et dans la régulation du système hormonal.

Les principales sources alimentaires riches en oméga 3 sont l'huile de colza, de lin, de cameline, de noix, de chanvre, de périlla (deux cuillerées à soupe par jour), les poissons gras, les oléagineux.

Le sélénium

Antioxydant, cet oligoélément agit notamment sur la fabrication des spermatozoïdes et participe au bon fonctionnement des ovaires.

Les principales sources alimentaires riches en sélénium sont les noix du Brésil (en consommer une à deux par jour apporte l'ensemble des AJR[6]), les fruits de mer, les poissons gras, le germe de blé, la levure de bière, les pois chiches.

Le zinc

Il favorise la production de testostérone (qui est l'hormone de la libido chez l'homme et chez la femme), la mobilité des spermatozoïdes et l'équilibre hormonal féminin. Il renforce le système immunitaire grâce à son pouvoir antioxydant et aurait un rôle dans la prévention des fausses couches. Une grande partie de la population est carencée, car son assimilation est mise à mal avec

6. Apports journaliers recommandés.

l'excès de stress, la consommation de café, de sucre et d'alcool, le tabac, la prise d'une pilule contraceptive...

Les principales sources alimentaires riches en zinc sont les huîtres, le germe de blé, les shiitakés, les graines de courge, le crabe, la langouste, les lentilles, la viande rouge.

Il existe des compléments alimentaires spécial préconception, qu'on appelle « vitamines prénatales ». Elles sont bien pratiques mais non ciblés (vous n'avez peut-être pas besoin de tout ce qui est dedans).

Au-delà de la supplémentation, j'ai à cœur de privilégier les apports par l'alimentation ou les « superaliments », qui, comme leur nom l'indique, sont des aliments très riches en nutriments (les algues, les produits de la ruche, le cacao cru, la myrtille, le brocoli). Par exemple, je recommande beaucoup la spiruline biologique française, qui est une algue très nutritive : riche en protéines, en vitamines, en fer... Elle peut se consommer en tartare d'algues, en poudre ou en paillettes qu'on peut ajouter dans des smoothies ou sur les plats. Elle existe aussi en comprimés.

Le point naturo :
la vitamine B9

Avez-vous déjà entendu parler des **freins buccaux restrictifs** ? On découvre souvent ces malformations lors de l'allaitement. Elles existent aussi chez les bébés nourris au biberon, mais passent plus souvent inaperçues. Des études sont en cours, mais il semblerait que ce trouble soit lié à un déficit en vitamine B9. Même en prenant des compléments alimentaires (en acide folique) pendant la grossesse, certaines femmes ne les assimileraient pas complètement (vous pouvez en discuter avec votre médecin pour envisager une analyse génétique). Au-delà de la supplémentation quasi systématique en folates ou méthylfolates (mieux assimilés que l'acide folique), je vous recommande donc d'augmenter vos apports en vitamine B9 par l'alimentation.

Le problème des freins restrictifs ne concerne d'ailleurs pas que les enfants. S'il y a un (ou plusieurs) frein restrictif, il ne disparaît pas en grandissant. Beaucoup d'adultes sont concernés et souffrent de migraines, de problèmes d'équilibre, d'apnées du sommeil... la liste est longue.

L'exercice physique

Faites de l'exercice régulièrement : dansez, faites du yoga, nagez, marchez... Tout votre être en a besoin à toute période de la vie, y compris en préconception. Il existe des cours de yoga de la femme et de la fertilité.

Après l'alimentation, l'exercice physique est le deuxième agent de santé en naturopathie. Mais, entre nous, il aurait tout aussi bien pu se placer en première position. En véritable champion, il agit sur plusieurs niveaux : le **physique** (développement musculaire, prise ou perte de poids, renforcement du cœur...), le **mental** (rien de tel qu'une bonne séance de sport pour oublier ses soucis), mais aussi l'**émotionnel** (frapper dans un sac de boxe pour évacuer sa colère, quel exercice jubilatoire !). Qui plus est, transpirer permet au corps d'évacuer les toxines et de le maintenir à une température constante. Cerise sur le gâteau, n'oubliez pas qu'une séance de sport est une excellente solution pour réduire son stress. Lorsque vous pratiquez une activité physique, le corps sécrète des endorphines, des hormones qui aident à réduire les douleurs physiques et psychologiques.

En somme, ce n'est pas un secret, l'exercice physique est rempli de bienfaits, tant que la pratique est adaptée.

Saviez-vous que le corps a une mémoire sportive ? En d'autres termes, il est plus facile de faire du sport une fois adulte si on a pratiqué lorsqu'on était enfant. C'est donc une bonne habitude à prendre, avant même la grossesse. Et si elle est bien ancrée, votre enfant aura envie de vous imiter !

Vos intestins

Quand vous serez enceinte, tout ce qui sera mis en mouvement dans la circulation sanguine arrivera dans la circulation fœtale *via* le placenta. Il est donc très important de travailler sur la qualité de votre muqueuse intestinale avant la grossesse. S'il y a porosité intestinale, les nutriments ne seront pas bien assimilés. Ainsi, vous pouvez avoir une alimentation de très bonne qualité mais être carencée.

L'intestin grêle, dont le rôle principal est d'absorber l'eau et les nutriments issus de l'alimentation, est constitué d'une muqueuse qui a un rôle de barrière. S'il y a perméabilité intestinale, cela veut dire que la barrière ne remplit plus son rôle (imaginez que l'intestin devient une passoire au lieu d'être un filtre). Elle va donc laisser passer dans la circulation sanguine certains éléments indésirables, comme des bactéries, des toxines, des allergènes... Cette hyper-perméabilité est un facteur important dans le déclenchement de réactions inflammatoires, des maladies auto-immunes, des allergies et des intolérances alimentaires.

La **perméabilité intestinale** peut avoir des causes multiples, comme une alimentation déséquilibrée (consommation de lait de vache, de gluten, d'alcool, d'aliments transformés, de sucre...), la prise répétée de médicaments anti-inflammatoires et d'antibiotiques, de la pilule contraceptive, le stress...

Beaucoup de personnes souffrent de perméabilité intestinale. Cela peut se manifester de diverses façons : une mauvaise haleine, des reflux, des troubles digestifs, de l'acné, de l'infertilité...

Les intestins (surtout le côlon) sont peuplés de bactéries : bonnes et mauvaises. Le pouvoir appartient à celles qui sont en plus grand nombre. Si les mauvaises bactéries l'emportent, des troubles apparaissent.

Les intestins sont aussi le siège de l'immunité : ils produisent une grande majorité des cellules immunitaires et la quasi-totalité des anticorps. On sait aujourd'hui que le microbiote de votre bébé sera calqué sur le vôtre. D'après les docteurs en sciences biomédicales Erica et Justin Sonnenburg[7], le microbiote de la femme enceinte évolue tout au long de la grossesse. Les bactéries peuplant les intestins d'un nouveau-né seraient davantage similaires au microbiote du premier trimestre de la grossesse. C'est une raison supplémentaire pour prendre soin de vos intestins avant le projet bébé !

Comment en prendre soin ?

Si vous ne souffrez pas de pathologie intestinale particulière, vous pouvez bichonner vos intestins grâce à une alimentation équilibrée.

Pour répondre à vos besoins de manière personnalisée, il faudra passer par la case « consultation ». En attendant, voici quelques recommandations générales :

- **Consommez des jus verts**, riches en vitamines et alcalinisants (c'est-à-dire qui ne libèrent pas d'acidité dans l'organisme et aident à maintenir un bon équilibre acido-basique, voir encadré page suivante).
- **Utilisez de la spiruline** ou autres algues riches en chlorophylle, comme la klamath ou la chlorelle. Cette dernière a la capacité de capter les métaux lourds nocifs pour notre organisme (comme le mercure). Elle les piège dans sa coque et les aide à trouver la sortie ! Elle est une alliée en préconception, mais il ne faut jamais en prendre pendant la grossesse ! Les métaux lourds mis en mouvement pourraient atteindre la circulation fœtale.
- **Mangez des légumes lactofermentés**. Vous les trouverez en magasin biologique ou vous pouvez les préparer vous-même. Vous aurez simplement besoin de légumes, de sel et d'un peu d'huile de coude ! Pour des idées recettes et tutoriels, je vous conseille le compte Instagram @ferment_nation. Si vous le préférez, vous pouvez aussi boire des jus lactofermentés et consommer du pain au levain.

---

7. *L'Incroyable Pouvoir de votre microbiote*, éditions J'ai lu bien être, 2017.

- **Faites le plein de vitamine D** (voir page 45).
- **Faites une cure de probiotiques.** Ce sont des bonnes bactéries qui vont aller coloniser votre intestin et reprendre le pouvoir face aux mauvaises ! Pour les nourrir, misez sur les aliments prébiotiques : les légumes (en particulier les asperges, les artichauts, les topinambours, les poireaux, les salsifis, la chicorée), les fruits (notamment la banane, l'ananas) et l'ail.

Le point naturo :
l'équilibre acido-basique

Il joue un rôle fondamental dans l'élimination des acides, qui sont produits en permanence par le corps. On parle de déséquilibre acido-basique quand l'organisme ne parvient plus à éliminer la surcharge d'acidité. L'acidité est donc normale pour le corps, c'est l'excès qui est à éviter.

Les aliments acidifiants le sont pour tout le monde. En revanche, les aliments acides le seront plus ou moins suivant le terrain de la personne. Par exemple, un jus de citron dans de l'eau tiède le matin pourra être acide pour le corps d'une personne et basique (alcalin) pour une autre.

Vous souhaitez savoir à quel groupe vous appartenez ? Il est difficile d'écrire ici tous les éléments sur lesquels se fonderait une naturopathe en consultation pour le déterminer (voir aussi page 14). Un petit indice ? Si vous êtes particulièrement frileuse, vous êtes sans doute de constitution neuro-arthritique (ah, le jargon naturo !) et il vaut mieux éviter le jus de citron le matin !

Aliments acides

- Fruits : agrumes (orange, citron, pamplemousse), kiwi, ananas, fruit de la passion, pommes acides, rhubarbe, groseille, tous les fruits verts (insuffisamment mûrs)
- Abricots secs
- Tomates cuites, épinards cuits, oseille cuite
- Condiments (cornichons, câpres, moutarde…)
- Vinaigres (sauf de cidre)

Aliments acidifiants

- Sucre blanc et tous les produits raffinés (confiseries, pâtisseries)
- Viandes rouges, charcuterie, abats
- Céréales raffinées (blé, maïs…)
- Excitants : café, thé noir
- Alcool (surtout vin blanc, champagne)
- Sodas, eau gazeuse
- Produits laitiers de vache

Aliments alcalinisants

- Fruits : banane, poire, pommes douces, figue, pêche, châtaignes…
- Dattes, avocat, fruits séchés (sauf abricots)
- Légumes crus ou cuits (verts, salade, courges, légumes-racines…)
- Graines germées
- Oléagineux
- Sarrasin, quinoa, pomme de terre…
- Ail, curcuma, gingembre
- Fromage de brebis, de chèvre
- Œufs
- Poissons blancs et gras
- Viandes blanches
- Algues
- Miso (en soupe, en bouillon, dans des sauces…)
- Eau de source la moins minéralisée possible, thé vert, tisane, chicorée

Pensez également à **vous observer** : comment est votre digestion ? Avez-vous des ballonnements, des remontées acides ? Allez-vous à la selle tous les jours ? Comment sont vos selles ? Sont-elles très sèches, moulées, molles voire liquides (en naturo, on est très pipi-caca) ? Avez-vous beaucoup de gaz ? Est-ce qu'ils sentent mauvais ?

Souvent, ce qui se passe aux toilettes est considéré comme banal (beaucoup de gens ne savent pas répondre à ces questions, car ils n'y prêtent pas attention) ou tabou. En naturopathie, on en parle librement !

Saviez-vous que...

... l'expression « Comment ça va ? » voulait dire autrefois « Comment ça va aux toilettes ? ». Eh oui, les selles étaient un des seuls indicateurs à l'époque de la santé d'un individu (et un indicateur de qualité !).

Si vous êtes sujette à la constipation ou à la diarrhée, en attendant de trouver la cause, vous pouvez vous tourner vers le psyllium. C'est une plante qui agit comme un régulateur intestinal et qui n'a pas d'effet d'accoutumance (c'est souvent le cas avec les laxatifs, par exemple). Elle contient du mucilage, une substance végétale visqueuse qui gonfle au contact d'un liquide.

Vous pouvez trouver du psyllium en magasin bio ou en para-pharmacie sous forme de poudre. Je vous conseille de le diluer dans de l'eau (en suivant le dosage recommandé sur le paquet) et de le boire immédiatement, sinon il aura l'aspect gluant du mucilage, pas très agréable. Vous pouvez aussi l'ajouter dans des compotes, des smoothies...

Ensuite, buvez un grand verre d'eau et continuez à vous hydrater le reste de la journée.

Attention : le psyllium est toujours à prendre à distance des médicaments. Si vous êtes diabétique, contactez votre médecin avant d'en consommer, car il peut diminuer la glycémie.

Préparez votre environnement

Les perturbateurs endocriniens

Les « fameux » perturbateurs ! Ils modifient la fonction hormonale et, malheureusement, ils sont partout : dans l'agriculture classique, dans les produits cosmétiques, dans les plastiques, dans les produits ménagers, dans les peintures, sur les meubles… Nous y sommes quotidiennement confrontés.

Les effets délétères de ces substances sur la santé ne sont pas encore tous connus, mais ils augmenteraient les risques de cancer, causeraient des troubles de la fertilité et du système immunitaire et provoqueraient des fausses couches. Méfiance donc !

Voici quelques conseils que vous pouvez mettre en œuvre pour limiter ces substances nocives :

- **Utilisez des bocaux en verre** plutôt qu'en plastique.
- Privilégiez les **aliments issus de l'agriculture biologique**.
- **Évitez de consommer des produits transformés et apprenez à déchiffrer les étiquettes** (voir page 56) : plats industriels, fast-food, sauces, sodas… qui sont remplis de sucre, de sel et d'additifs nocifs.
- Utilisez des **cosmétiques et du maquillage biologique**.
- **Achetez des meubles, des jouets et des vêtements d'occasion.** Ils ont moins de substances nocives que le neuf et constituent un avantage non négligeable pour votre porte-monnaie et pour la planète !
- **Pour le ménage, misez sur le savon noir et le vinaigre blanc.** Vous pouvez nettoyer presque tout votre foyer avec ces deux produits et de l'eau !
- **Aérez votre maison ou appartement** régulièrement, même en hiver. 10 minutes le matin, 10 minutes le soir. L'air intérieur est plus pollué que l'air extérieur !

Comment décortiquer les étiquettes alimentaires ?

1. Si la liste d'ingrédients est longue comme le bras et est remplie de mots que vous ne connaissez pas : reposez le produit, il a dû subir énormément de transformations. Plus la liste est courte, mieux c'est !

2. Portez une attention particulière aux premiers ingrédients. En France, la loi impose de les lister par ordre décroissant, c'est-à-dire du produit le plus utilisé au moins utilisé. Par exemple, vous verrez que pour les confitures, selon les marques, le premier ingrédient est le sucre ou bien le fruit ! Privilégiez la seconde option. Pour les pâtes à tartiner à la noisette, le premier ingrédient est souvent le sucre, et la noisette se retrouve en bout de liste ! Pour savoir si cela vous semble normal, réfléchissez à ce que vous feriez si vous cuisiniez le produit maison !

3. Observez la présence d'additifs et d'arômes. Les additifs sont signifiés par la lettre E suivie de trois chiffres. Ils peuvent être d'origine végétale, animale, minérale ou de synthèse. Il y a des additifs qui servent pour colorer, pour donner plus de texture, pour conserver le produit plus longtemps, pour donner plus de goût... Certains sont sans danger (comme l'E100, qui est de la curcumine, pigment jaune du curcuma) et d'autres sont controversés en raison d'une possible toxicité (comme l'E620, un glutamate, ou bien l'E131, un colorant bleu qui est interdit dans plusieurs pays). Les listes changent car l'Autorité européenne de sécurité des aliments est tenue de réévaluer régulièrement la liste des additifs autorisés.

4. Vérifiez la qualité et l'origine des ingrédients. Privilégiez le bio et local (ou du moins français).

5. Ne tenez pas compte des mentions « Saveur de l'année » ou « Élu produit de l'année », ce sont juste des informations marketing !

Cela peut sembler fastidieux de suivre toutes ces étapes, mais c'es une habitude à prendre.

L'autre solution serait de privilégier le fait maison ! Il existe aujourd'hui de super robots de cuisine et la pratique du *batch cooking* (cuisiner le week-end pour toute la semaine) permet de faire de bons petits plats et d'en profiter en rentrant du travail et/ou après s'être occupé des enfants !

Une routine beauté naturelle

On croit toujours avoir besoin de nombreux produits pour avoir une belle peau : un nettoyant, un sérum, une crème visage jour, une crème visage nuit, un soin contour des yeux, etc. La réalité ? Votre peau se porte souvent mieux quand vous utilisez peu de produits !

Les produits conventionnels sont remplis de perturbateurs endocriniens, de dérivés de pétrole et de silicone. Ils sont très agressifs pour la peau et se retrouvent à l'intérieur de votre corps (et de celui de votre bébé pendant la grossesse).

En ayurvéda, on conseille de ne mettre sur sa peau que des produits que l'on pourrait manger. Tendre vers ce conseil est possible.

Pour une routine complète, biologique et naturelle, démaquillez-vous à l'huile végétale, débarrassez votre visage des impuretés avec du savon et un hydrolat, hydratez votre peau avec du gel d'aloe vera et nourrissez-la avec de l'huile.

Quelques exemples d'huiles végétales et leurs bienfaits :

- ***Amande douce :*** apaisante, adoucissante. Elle convient parfaitement aux peaux sensibles et délicates.
- ***Argan :*** nourrissante, restructurante, riche en vitamine E et antioxydants. Idéale pour les peaux matures et sèches.

- ***Jojoba :*** sébo-régulatrice, nourrissante et adoucissante. Elle correspond à tous les types de peau, y compris les peaux grasses et à imperfections.
- ***Olive :*** économique, adoucissante. Elle a l'avantage de se trouver dans les cuisines.
- ***Noyaux d'abricot :*** nourrissante, adoucissante, donne de l'éclat. Elle convient notamment aux peaux sensibles.
- ***Rose musquée :*** action anti-âge, cicatrisante. Elle peut aussi s'utiliser pour les vergetures et cicatrices.

Quelques exemples d'hydrolats ou d'eaux florales et leurs bienfaits :

- ***Arbre à thé :*** tonique, purifiante. Convient parfaitement aux peaux à imperfections.
- ***Bleuet :*** décongestionnante, apaisante.
- ***Fleur d'oranger :*** apaisante, rééquilibrante, donne de l'éclat au teint.
- ***Lavande :*** apaisante, cicatrisante et antiseptique.
- ***Rose de Damas :*** purifiante, raffermissante et à l'odeur agréable.

Pour les masques sur le visage, je vous conseille d'utiliser de l'argile. Adoptez l'**argile rose** si vous avez la peau sensible, sinon l'**argile verte**. Mélangez 1 cuillerée à soupe d'argile avec 1 cuillerée à soupe d'hydrolat ou d'eau et appliquez sur votre visage propre. Laissez poser de 5 à 10 minutes et rincez à l'eau claire. À faire une ou deux fois par semaine. N'utilisez pas d'ustensiles en inox, qui altèrent les bienfaits de l'argile.

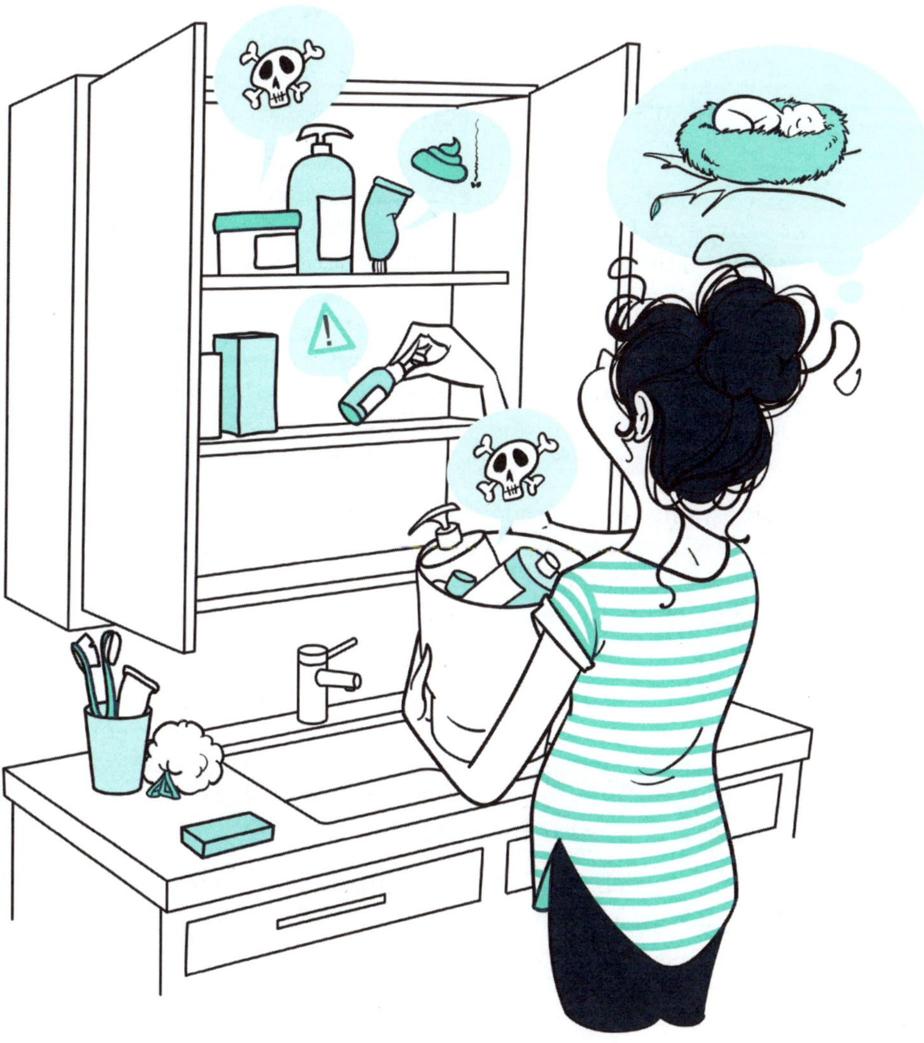

Le tabac

La préconception est le meilleur moment pour diminuer votre consommation de cigarettes. De cette manière, vous pouvez prendre le temps de le faire progressivement, avant d'arrêter totalement. Il vaut mieux ne pas s'imposer un arrêt trop brusque, au risque de vous sentir mal et de mal vivre votre grossesse par la suite.

Le tabac peut être considéré comme l'ennemi public numéro un. Même si vous ne fumez pas, vous êtes peut-être dans un environnement de fumeurs. Le tabagisme, qu'il soit actif ou passif, peut causer des troubles de la fertilité et est à proscrire pendant la grossesse. Il augmente les risques de fausse couche, de naissance prématurée, de malformations, de pathologies et de retard de croissance pour le bébé. C'est également un facteur aggravant dans la mort subite du nourrisson. Saviez-vous que le tabac augmente les besoins en vitamines C, E et B9 ? Pourtant, rappelez-vous, ces vitamines sont indispensables en préconception et pendant la grossesse.

Le tabac est une véritable addiction. Si vous fumez, vous pouvez réussir votre sevrage grâce à la sophrologie ou à l'hypnose, des pratiques dont l'efficacité a été reconnue. Une thérapie peut également vous permettre de comprendre les raisons pour lesquelles vous avez commencé à fumer et analyser ce qui se cache derrière votre dépendance.

Si vous ne fumez pas mais que vous êtes dans un environnement de fumeurs, je vous suggère d'en discuter avec les personnes concernées et/ou de prendre de la distance. C'est votre santé qui est en jeu et celle de votre futur bébé.

Si vous avez une addiction à une autre drogue, comme le cannabis, je vous donnerais le même conseil. Faites-vous accompagner par un ou plusieurs professionnels en qui vous avez confiance. N'ayez pas honte, au contraire, félicitez-vous pour la démarche que vous entreprenez.

L'alcool

Si le tabac est l'ennemi public numéro un, l'alcool occupe la deuxième place.

Pendant le projet bébé, je vous recommande fortement d'éviter l'alcool. Pendant la grossesse, je vous invite à ne pas en boire du tout. Ce n'est pas une boisson vitale et il suffit de quelques minutes pour que l'alcool passe de la circulation maternelle à la circulation fœtale.

Vous pouvez tout à fait trouver d'autres choix pour les apéros (jus de légumes lactofermentés, jus de tomate avec du sel de céleri, kéfir peu fermenté...). Il existe également des bières sans alcool, moins intéressantes d'un point de vue nutritionnel mais, de temps en temps, pourquoi pas !

Si vous souffrez d'une addiction à l'alcool, n'hésitez pas à demander de l'aide et à vous faire accompagner. Les addictions sont de vraies pathologies.

Les ondes

Entre les ordinateurs, les téléphones portables, les antennes-relais, le micro-ondes... les ondes électromagnétiques sont omniprésentes et ont des effets néfastes sur la santé. Elles sont particulièrement nocives pour les femmes enceintes et les jeunes enfants, qui absorbent environ dix fois plus d'ondes que les adultes !

Pour réduire l'exposition, je vous conseille de :

- **Limiter l'utilisation de votre téléphone** (nous y sommes tellement addicts !). Vous pouvez paramétrer des temps limites par application et des périodes pendant lesquelles vous ne pouvez pas utiliser votre téléphone (sauf pour répondre aux appels, appeler un service d'urgence...). Vous pouvez aussi faire des *digital detox* et apprécier une vie sans portable !

Éteindre votre portable la nuit et le laisser dans une autre pièce que la chambre à coucher.

- **Ne jamais approcher votre téléphone du ventre d'une femme enceinte.** Quand vous serez enceinte, partagez cette information avec votre entourage.
- **Ne pas garder votre portable dans les poches**, surtout pour ces messieurs. Cette mauvaise habitude peut altérer la qualité du sperme.
- **Pendant un appel, privilégier le haut-parleur** plutôt que de mettre le téléphone à votre oreille. Vous pouvez aussi acheter un patch anti-ondes type Fazup©. Le principe ? Le patch contient une antenne passive qui modifie le rayonnement des portables afin de limiter au maximum les ondes. Il est à positionner d'une certaine façon sur le téléphone, suivant le modèle (un guide est fourni).
- **Éteindre votre box internet la nuit** pour couper le wi-fi.
- **Certaines pierres ont des vertus anti-ondes** comme la shungite. Vous pouvez les porter sur vous ou bien les placer chez vous, près des appareils émetteurs.
- **Quelques plantes auraient des propriétés dépolluantes**, comme les cactus, l'arbre de jade... Les effets ne sont pas encore prouvés scientifiquement, mais un intérieur décoré de plantes n'a jamais fait de mal à personne (sauf si vous vous piquez sur un cactus...) !

Pour résumer

Dès la préconception, ajustez votre hygiène de vie pour optimiser votre fertilité et vivre une grossesse saine et sereine :

- Ayez une alimentation variée, équilibrée, à dominante végétale et riche en nutriments (notamment en vitamine B9).
- Pratiquez une activité physique qui fait du bien à votre corps et à votre tête.
- Travaillez sur vos intestins et votre microbiote.
- Découvrez de nouveaux outils pour mieux comprendre votre stress et agir dessus : EFT, yoga, méditation, respirations...
- Faites des bains de nature : promenades dans des parcs, en forêt, en bord de mer, à la montagne...
- Explorez l'aspect énergétique et transgénérationnel.
- Luttez contre les éléments toxiques : tabac, alcool, perturbateurs endocriniens, ondes...

Tout ce que vous aurez mis en place avant la grossesse ne sera pas à faire une fois enceinte. Vous allez être bien occupée à créer une vie, alors simplifiez-vous la vôtre en avance !

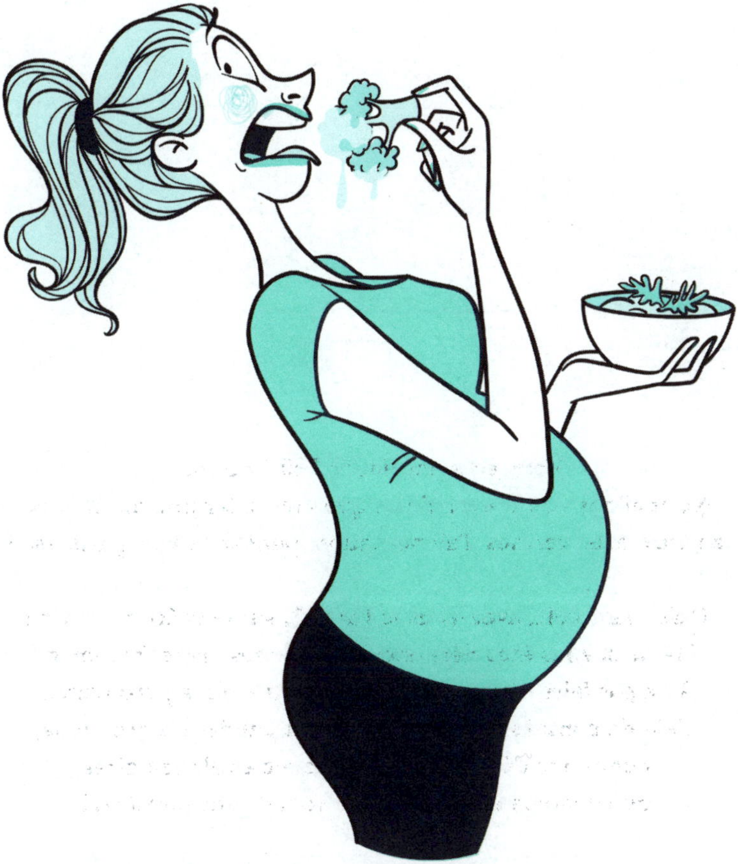

Acte 3

Bien manger

Vous êtes enceinte ? Félicitations !
Nous allons voir ensemble ce que vous allez pouvoir mettre en œuvre, en termes d'alimentation, pendant votre grossesse !

Mais avant cela, avez-vous lu l'acte 2, sur la préconception ? Même si vous êtes déjà enceinte, je vous invite fortement à ne pas faire l'impasse sur ce chapitre. Vous y trouverez plein de conseils également valables pendant la grossesse, comme le décryptage des étiquettes alimentaires ou l'importance de prendre soin de vos intestins !

Le poids

Le poids est sans doute l'un des sujets qui préoccupent le plus les femmes enceintes (leur poids respectif... mais aussi celui du bébé !). La prise de poids est inévitable pendant la grossesse, dans la mesure où un autre être vivant (voire plusieurs) va élire domicile quelque temps dans votre utérus. On a longtemps dit que prendre 1 kg par mois était correct ; soit 9 kg pour la grossesse. Aujourd'hui, on annonce une prise de poids entre 5 et 18 kg, avec une moyenne autour de 12 kg (on ajoute facilement 3-4 kg pour les grossesses gémellaires).

Pourquoi une telle marge ? Tout simplement parce que toutes les femmes sont différentes (IMC[8], métabolismes basaux...) et tous les bébés aussi. Certaines femmes perdent du poids au premier trimestre, d'autres prennent du poids immédiatement. Chaque femme et chaque grossesse sont uniques.

La grossesse, à mon sens, n'est pas le moment pour demander à une femme de perdre du poids. Il me semble particulièrement anxiogène de dire à une femme enceinte qu'elle ne doit prendre « que 6 kg parce qu'elle est déjà en surpoids » ou, au contraire, qu'elle doit prendre « au moins 15 kg pour se remplumer ».

Néanmoins, il est prouvé que le surpoids augmente les risques de diabète gestationnel et d'hypertension artérielle. Une alimentation déséquilibrée et qui n'apporte pas les nutriments essentiels engendre des risques. La grossesse est le bon moment pour apprendre à manger équilibré et varié. En prenant soin de votre alimentation, vous prenez soin de vous et de votre bébé.

En naturopathie, on parle peu, voire pas, de calories. L'accent est mis sur l'intérêt nutritionnel et le plaisir !

8. Indice de masse corporelle.

L'importance de la nutrition

Se nourrir sainement est primordial pendant la grossesse, car vous subvenez aux besoins de deux personnes : vous-même (et vous êtes importante !) et votre bébé. Manger pour deux n'est pas une recommandation acceptable en termes de quantité mais en termes de qualité, oui !

Les besoins nutritionnels de la femme enceinte et de son bébé sont particuliers et je vous propose un tour d'horizon des nutriments importants et de leurs sources alimentaires. Le but n'est pas de vous faire un cours de nutrition mais de vous expliquer, dans les grandes lignes, à quoi servent les nutriments. Si l'on comprend le fonctionnement de son corps et ses besoins, on a généralement plus envie d'en prendre soin.

En nutrition, il y a deux grandes familles :

- **Les macronutriments :** ce sont les protéines, les lipides et les glucides. Ils doivent être apportés en grandes quantités par l'alimentation.
- **Les micronutriments :** ce sont les vitamines, les minéraux et les fibres... Ils sont nécessaires mais en plus petites quantités.

Les macronutriments

Les protéines

Ce sont les briques du corps et elles nous apportent de l'énergie ! Elles sont essentielles pour la croissance et la réparation des cellules, elles participent à la fabrication des hormones, des neurotransmetteurs et des anticorps.

Une protéine est composée de 22 acides aminés dont 8 essentiels, qui doivent impérativement être apportés par l'alimentation, car le corps ne sait pas les fabriquer. Une protéine complète est une protéine qui apporte ces acides aminés indispensables. Les protéines végétales sont parfois incomplètes ; c'est le cas des céréales et des légumineuses. Il est recommandé de les associer entre elles pour bénéficier de l'ensemble des acides aminés. Leur association n'a pas à se faire obligatoirement dans la même assiette, mais peut se faire sur la journée, voire dans les jours qui suivent. Cela dit, pour une raison de praticité (et de mémoire parfois défaillante, surtout pendant la grossesse !), je vous invite à y penser pour le même repas. Par exemple, en cuisinant des lentilles corail ou des haricots rouges avec du riz, en consommant du houmous avec une tartine de pain au levain... C'est simplement une (bonne) habitude à prendre et c'est d'ailleurs quelque chose que l'on retrouve beaucoup dans les cuisines végétariennes du monde !

Où les trouver :

Sources animales

- **Poissons :** sardine, maquereau, hareng, anchois, truite, saumon sauvage, poissons blancs (colin, sole, cabillaud, dorade...)
- **Fruits de mer**
- **Viandes et volailles** (en évitant les viandes grasses)
- **Œufs bio**
- **Produits laitiers :** fromage, crème, beurre, yaourt

Sources végétales

- **Algues**
- **Champignons**
- **Légumineuses :** lentilles et haricots secs de toutes les couleurs, pois chiches, pois cassés, lupin, soja, fèves...
- **Oléagineux :** noix, noisettes, amandes, cacahuètes, pistaches, graines de courge, de tournesol, de sésame...
- **Céréales :** à gluten (blé, avoine, seigle, orge...) et sans gluten (riz, maïs, millet, teff, avoine sans gluten...)
- **Pseudo-céréales :** sarrasin, quinoa, amarante

Si vous avez une alimentation omnivore, optez pour les protéines animales au déjeuner et choisissez des protéines végétales pour le dîner, elles sont plus digestes. Variez vos sources de protéines, c'est ça aussi une alimentation équilibrée !

Et la qualité ?

Privilégiez les œufs bio (chiffre 0 indiqué sur la coquille) ou issus de poules élevées en plein air (chiffre 1) frais ou extra-frais. Il existe aussi les œufs *Poulehouse*, « l'œuf qui ne tue pas la poule », qui promettent un mode de production sans abattage, respectent le bien-être animal et la rémunération juste des producteurs. Pour le poisson, misez sur la pêche durable ou bio. Pour la viande, l'agriculture biologique est aussi recommandée ainsi que la filière Bleu-Blanc-Cœur. Le mieux est quand même de faire un tour du côté des producteurs locaux, vous pourrez ainsi vous rendre compte des conditions d'élevage et d'abattage des animaux.

Les lipides

Ce sont les graisses et elles ont, à tort, mauvaise réputation. L'organisme ne peut survivre sans : elles fournissent de l'énergie et participent au transport de certaines vitamines et à la fabrication d'hormones. Elles ont un rôle dans le développement cérébral et rétinien du fœtus. La qualité du système nerveux et son fonctionnement sont aussi liés aux lipides.

Il y a plusieurs types d'acides gras et certains sont plus intéressants que d'autres. Les oméga 3 sont essentiels, car le corps ne sait pas les fabriquer et ils ont une action anti-inflammatoire. Un bon apport en oméga 3 est indispensable pendant la grossesse. Pour le bébé, ces acides gras participent, entre autres, au développement et au fonctionnement de la rétine et du cerveau et à la maturation du système nerveux. Pour la future maman, ils permettent de prévenir le risque d'accouchement prématuré, le risque de dépression post-partum et améliorent la qualité de la peau (ce qui peut éviter les vergetures).

Les oméga 6, que l'on trouve principalement dans le tournesol, le maïs et le soja, sont aussi essentiels, mais notre alimentation actuelle en est souvent riche, au détriment des oméga 3.

Où les trouver :

- **Huiles vierges de première pression à froid biologique** de colza, cameline, lin, chanvre, noix... Pour rappel, consommez deux ou trois cuillerées à soupe par jour en les ajoutant à vos plats (ne faites pas chauffer ces huiles et conservez-les au réfrigérateur). Il existe un mélange d'huiles Future Maman, de la marque Quintesens®, qui convient également pour l'allaitement.
- **Oléagineux.** Une petite poignée par jour que vous faites tremper la veille pour relancer un processus de germination ; ce sera plus intéressant d'un point de vue nutritionnel (l'eau de trempage ne se consomme pas).
- **Algues.** Si vous préparez un tartare d'algues avec une huile riche en oméga 3 : c'est le combo gagnant !
- **Poissons gras** type maquereau, sardine, hareng. À consommer une ou deux fois par semaine.

L'huile d'olive n'est pas la plus riche en oméga 3, mais c'est une huile à la saveur agréable et qui est riche en bons nutriments (comme les oméga 9). Vous pouvez l'utiliser crue et pour la cuisson (jusqu'à 200 °C).

Les graisses ne font pas forcément grossir : il s'agit d'une question de qualité et de quantité. Le gras est essentiel pour la vie !

Les glucides

Les fameux sucres ! Comme les graisses, ils ont mauvaise presse alors qu'ils sont aussi nécessaires. Le glucose (une molécule de sucre) est le carburant principal du cerveau ! Pendant la grossesse, les glucides constituent une source d'énergie primordiale pour votre bébé et pour vous ! Il faut en revanche bien les choisir pour avoir un apport énergétique constant et ainsi éviter les pics de glycémie. Vous pouvez en consommer à chaque repas, en petites quantités.

L'index glycémique (IG) permet de calculer la vitesse à laquelle le glucose d'un aliment se retrouve dans le sang ; c'est l'augmentation de la glycémie. Plus un aliment est transformé, plus son IG augmente. On recommande de privilégier les aliments à IG bas, qui élèvent donc moins la glycémie que les autres. Ce n'est pas un indice parfait et il est intéressant de le coupler à la charge glycémique (CG), qui définit l'augmentation de la glycémie selon la quantité d'aliment ingéré.

Par exemple : le miel a un IG élevé, il serait donc à éviter. Cependant, il a une CG faible, ce qui le rend acceptable. À moins d'être Winnie l'Ourson, vous ne mangerez pas le pot entier de miel, mais simplement une cuillerée à soupe si vous avez mal à la gorge ou pour sucrer quelque chose.

Ma p'tite astuce

L'ajout d'un filet d'huile, de jus de citron ou de vinaigre de cidre sur vos plats baisse l'IG. Pour les aliments qui contiennent de l'amidon, comme les pommes de terre, l'IG est plus faible s'ils sont consommés froids. Si vous désirez manger un aliment qui a un IG élevé, pensez à le coupler à des légumes. Quand vous mangez des frites, prenez une petite portion avec de la salade ou des haricots verts. Tout est question d'équilibre !

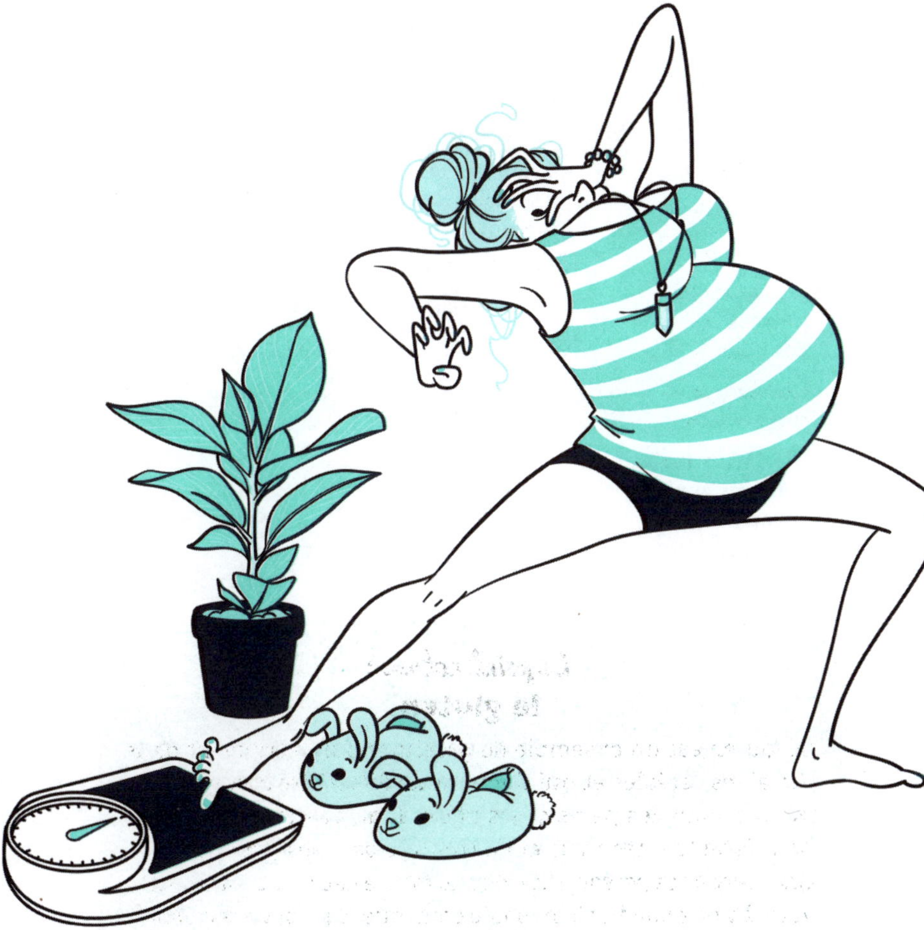

IG bas Inférieur à 55	IG modéré Entre 55 et 70	IG élevé Supérieur à 70
• Pâtes complètes • Riz basmati, sauvage et complet • Sarrasin • Quinoa • Patate douce • Soja et dérivés • Légumineuses • La plupart des légumes et des fruits • Compote sans sucre ajouté • Oléagineux (noix, noisettes, amandes, graines…) • Pruneaux	• Banane mûre • Betterave cuite • Riz blanc • Semoule de blé (couscous) • Pomme de terre à la vapeur (avec la peau) • Sirop d'érable • Pain complet • Sodas	• Dattes • Pomme de terre cuite au four • Frites • Baguette blanche • Riz à cuisson rapide • Céréales industrielles (pour le petit déjeuner) • Miel • Bonbons

Le point naturo: le gluten

Le gluten est un ensemble de protéines qui se trouvent dans certaines céréales et qui donnent de l'élasticité aux préparations comme les pains et les pâtes. Il augmente le risque de perméabilité intestinale et de troubles associés (voir page 50). Chez certaines personnes, il donne même lieu à une intolérance voire à une maladie : la maladie cœliaque. Sauf si vous en souffrez, je ne recommande pas l'éviction totale du gluten mais d'en limiter sa consommation.

Le moyen mnémotechnique pour se rappeler des principales céréales contenant du gluten est l'acronyme **SABO**, pour « seigle, avoine, blé et orge ». Mais il existe aussi de l'avoine certifié sans gluten.

Les produits estampillés « sans gluten », comme les gâteaux et les pâtes peuvent dépanner, mais je ne vous encourage pas à en consommer. Pour remplacer le blé, les industriels utilisent des fécules, des amidons, des additifs... Le mieux est de choisir des produits naturellement sans gluten (comme des pâtes de riz ou de sarrasin) et de cuisiner soi-même !

Les micronutriments

Les vitamines

Ce sont des substances que le corps ne peut synthétiser en quantité suffisante. Elles doivent donc être apportées quotidiennement par l'alimentation. Il y a 13 vitamines réparties en deux groupes :

- **Liposolubles** (solubles dans les lipides) : A, D, E, K. Elles sont stockées dans le corps et peuvent devenir toxiques à dose excessive.
- **Hydrosolubles** (solubles dans l'eau) : groupe B (B1, B2, B5, B6, B8, B9, B12), C et PP (aussi appelée B3). Elles ne sont pas stockées, l'excédent part dans les urines, il n'y a donc pas de risque de surdose. Seule la B12 est stockée par le foie pour constituer des réserves, sans risque de toxicité.

Les minéraux

Les sels minéraux sont des molécules essentielles qui se divisent en deux groupes :

- **Les macroéléments :** calcium, chlore, magnésium, phosphore, potassium, sodium, soufre.
- **Les oligoéléments** (dont nous avons besoin en moindre quantité) : chrome, cuivre, fer, iode, manganèse, sélénium, zinc.

Voici les vitamines et minéraux particulièrement importants pendant la grossesse et les aliments dans lesquels les trouver.

Vitamines	Fonctions principales	Sources alimentaires
A	• Bonne santé des yeux et de la peau • Participation au bon fonctionnement du système immunitaire • Croissance et développement du fœtus	• Légumes et fruits de couleur orange (carotte, potiron, patate douce, mangue…) • Légumes verts à feuilles • Œuf • Poisson
B9	• Protection contre lesmalformations du tube neural • Prévention des fausses couches • Prévention de l'anémie ferriprive	• Légumes verts (épinard, chou, cresson et autres salades…) • Pois cassés, pois chiches • Œufs • Noix, châtaignes • Levure de bière • Pollen frais
B12	• Production de globules rouges • Participation au bon fonctionnement cellulaire • Intervention dans le système nerveux (fabrication des neurotransmetteurs)	• Viandes • Produits de la mer (crustacés, poissons) • Shiitakés

C	• Intervention dans plusieurs domaines, notamment le système immunitaire et le système hormonal • Meilleure assimilation du fer • Diminution du risque d'accouchement prématuré et d'avoir un bébé de faible poids	• Légumes (choux, poivrons…) • Fruits (kiwi, agrumes, fraise, cassis…) • Persil
D	• Diminution du risque de prééclampsie[9] et de faible poids du fœtus à la naissance • Développement du squelette et du système immunitaire	• Poissons gras • Champignons de Paris • Autre : exposition au soleil
Minéraux	**Fonctions principales**	**Sources alimentaires**
Calcium	• Aide au bon fonctionnement du système nerveux (transmission nerveuse, coordination cérébrale) • Solidité des os et des dents • Construction musculaire • Diminution des risques de prééclampsie, d'accouchement prématuré, de dépression post-partum	• Herbes (thym, marjolaine…) • Algues, produits de la mer • Sésame, amandes, noisettes • Légumes verts à feuilles (poireau, choux, épinard…) • Légumes secs • Produits laitiers

9. La prééclampsie est une maladie de la grossesse caractérisée par une hypertension et la présence de protéines dans les urines, dues à un dysfonctionnement du placenta.

Minéraux	Fonctions principales	Sources alimentaires
Fer	• Fixation et transport de l'oxygène par les globules rouges • Meilleure résistance au stress et aux maladies • Optimisation des fonctions respiratoires *Pendant la grossesse, les besoins en fer sont six fois supérieurs à la normale. Variez les sources, mais ne vous complémentez jamais sans analyse sanguine.*	• Tisane d'ortie • Poissons, viande, produits laitiers • Algues (spiruline, wakamé, dulse…) • Oléagineux (sésame, graines de tournesol, noisettes, amandes) • Légumineuses • Épices (cumin, curry, cannelle)
Magnésium	• Diminution des effets du stress • Relaxation musculaire • Solidité des os en favorisant l'absorption du calcium • Aide à la régulation de la tension artérielle et de la glycémie • Diminution du risque de fausse couche	• Sardines, fruits de mer • Oléagineux • Céréales complètes, légumineuses • Chocolat (70 % de cacao au minimum) • Légumes verts
Potassium	• Oxygénation du cerveau • Transmission de l'influx nerveux • Contractions du cœur et des muscles • Solidité des os • Avec le sodium : régulation de la teneur en eau des cellules	• Légumes et fruits secs • Banane • Cacao non sucré • Persil, curcuma • Algues marines

Sodium	• Régulation des fonctions nerveuses et musculaires • Stimulation de l'appétit *À ne pas consommer en trop grande quantité car son excès augmente le risque d'œdèmes et d'hypertension et fatigue les reins.*	• Sel non iodé, non fluoré • Condiments • Fromages • Poissons fumés • Miso
Zinc	• Aide au bon fonctionnement du système immunitaire • Participation à la synthèse de l'ADN • Diminution des risques de fausse couche, d'hémorragies, d'hypertension • Prévention des retards de croissance, des anomalies congénitales, des perturbations neurologiques et psychomotrices	• Huîtres, poissons, algues • Germe de blé • Lentilles • Graines de courge • Noix, noisettes

Si vous avez des doutes sur votre alimentation et que vous désirez prendre des compléments alimentaires spécial grossesse, parlez-en à un professionnel (médecin, pharmacien, naturopathe...).

Le point naturo : les légumineuses

Pour profiter pleinement des bienfaits nutritionnels des légumineuses crues :

Mettez-les à tremper dans de l'eau du robinet quelques heures avant la cuisson (idéalement de 12 à 24 heures). Jetez l'eau et rincez-les. Puis plongez-les dans de l'eau bouillante et faites cuire à feu doux avec une algue kombu, des clous de girofle ou du laurier (qui diminuent les ballonnements et flatulences).

Le trempage permet d'éliminer une partie de l'acide phytique, qui empêche d'absorber pleinement les nutriments des légumineuses, et relance le processus de germination (les légumineuses sont encore plus intéressantes nutritionnellement). Enfin, un autre avantage et pas des moindres : cela diminue le temps de cuisson de moitié !

De temps en temps, il est aussi tout à fait acceptable d'utiliser des conserves et des bocaux !

Les fibres

Les fibres sont des sucres complexes qui ne sont pas assimilés par l'organisme. Elles jouent cependant un rôle crucial dans la digestion, car elles facilitent le transit et ralentissent l'absorption du glucose. Les fibres solubles dans l'eau prolongent la sensation de satiété, et les fibres non solubles accélèrent le transit.

Où les trouver :

- Légumes secs.
- Céréales complètes.
- Légumineuses.
- Légumes.
- Fruits.

Le point naturo :
les cuissons

Si vous les digérez, commencez vos repas par des crudités. Si le cru tend à vous ballonner, tentez les jus de légumes ; vous aurez un shoot de vitamines sans les fibres ! Les fruits se consomment de préférence crus, à distance des repas (deux heures avant ou bien en collation le matin et/ou l'après-midi). Les fruits cuits peuvent être pris en fin de repas, sous forme de purée, compote ou bien au four.

Pour les œufs, les cuissons à la coque et mollet permettent de conserver les nutriments.

Pour les légumes et le poisson, misez sur une cuisson à la vapeur douce. La cuisson à l'étouffée (à petit feu avec un liquide et à couvert) permet également de conserver une partie des nutriments, comme la cuisson au wok (elle est très forte, mais les aliments sont juste saisis).

Évitez les cuissons au barbecue, qui, répétées, sont cancérigènes. Vous pouvez bien sûr en profiter quelquefois l'été ! La friture, la cuisson au four à température élevée et le micro-ondes ne sont pas recommandés non plus.

La liste noire de la grossesse

Enceinte, certains aliments sont à éviter, car ils peuvent compromettre la santé de la femme et de son bébé. Nous avons déjà parlé de l'alcool, qui est à proscrire, mais vous devez être aussi vigilante quant à la toxoplasmose et à la listériose.

La toxoplasmose

C'est une infection parasitaire, anodine en temps normal mais qui, lors de la grossesse, peut entraîner de graves complications pour le fœtus. Votre médecin ou votre sage-femme vous recommandera de faire une prise de sang pour voir si vous êtes immunisée. Si vous ne l'êtes pas, vous aurez une prise de sang mensuelle jusqu'à l'accouchement.

Pour éviter de contracter le parasite, vous pouvez suivre les conseils suivants :

- **Ne consommez pas de viandes ou poissons crus ou peu cuits.** Il est possible d'en manger à condition de les avoir congelés auparavant (ce qui tue le parasite). Ma recommandation reste néanmoins d'éviter.
- **Lavez, épluchez et rincez avec beaucoup d'eau** (vous pouvez même ajouter un peu de vinaigre blanc) vos fruits et légumes. Vous pourrez ensuite les consommer crus.
- **Évitez de jardiner**, ou alors avec des gants longs.
- **Si vous avez un chat, utilisez des gants pour nettoyer sa litière** (ou demandez à votre partenaire de s'en charger). Cette précaution est surtout valable si vous avez un chat qui sort et chasse pour se nourrir. Il n'y a quasiment pas de risque avec les chats qui ne sortent pas et qui sont nourris avec des croquettes ou de la pâtée industrielle.

La listériose

Elle est due à une bactérie qui peut avoir des conséquences graves pour la femme enceinte et pour le fœtus. La bactérie *Listeria* est assez répandue dans notre environnement, surtout alimentaire ; la prévention reste donc le meilleur moyen pour l'éviter.

- **Nettoyez** régulièrement votre cuisine et votre réfrigérateur.
- **Respectez les dates limites de consommation.**

- **Lavez bien les fruits, les légumes et les herbes aromatiques.**
- **Conservez les restes alimentaires au maximum trois jours.**
- **Évitez :**
  - Les fromages au lait cru et les croûtes de fromage.
  - La charcuterie (rillettes, foie gras, produits avec de la gelée, pâtés...).
  - Les poissons fumés, crus, les coquillages crus et les produits à base de poisson (tarama, surimi...).
  - La viande crue.
  - Les graines germées (sauf si vous les faites germer vous-même, avec des graines bio, et en respectant des règles d'hygiène irréprochable).

Cela va peut-être vous demander quelques ajustements, mais il est important de suivre ces recommandations le temps où votre bébé est bien au chaud dans votre ventre.

Les envies de la femme enceinte

La grossesse est une période très imaginative pour les envies alimentaires ! Au-delà du cliché des fraises, les envies sont diverses et parfois improbables ! Je me souviens, pour ma seconde grossesse, d'une période où mon petit déjeuner devait être : du pain (type bagel) avec de l'avocat, du gomasio (un mélange de graines de sésame et de sel), du paprika et des cornichons ! Je ne pouvais avaler rien d'autre et j'en salivais d'avance !

C'était une envie assez saine, mais parfois ce n'est pas le cas. Si vous voulez manger du sucre ou un morceau de fromage, ne culpabilisez pas et autorisez-vous des « excès » une ou deux fois par semaine. Personne n'a une alimentation parfaite tout le temps !

Les envies sont parfois une expression du corps. Par exemple, si vous avez très envie de sushis au saumon, c'est peut-être que votre corps a besoin d'un apport en iode ! Pas de chance, il vaut mieux éviter pour ne pas attraper la listériose et la toxoplasmose. À la place, préparez-vous des makis au concombre ou à l'avocat ou un tartare d'algues. Cela répondra au besoin en iode de votre corps. Et si ce n'était qu'une envie gourmande, ça devrait fonctionner aussi[10] !

Si vous avez des envies de grignotage, misez sur un petit déjeuner bien protéiné et privilégiez les aliments à IG bas. Pour les collations, vous pouvez aller vers une poignée d'oléagineux, des fruits frais ou secs, du chocolat noir (70 % de cacao au minimum) ou bien du cacao cru.

Mon allié (même hors grossesse) ? Un smoothie maison avec : une banane, des épinards frais ou surgelés (on ne les sent pas, promis), une cuillerée à café de purée d'oléagineux, un peu de spiruline et du cacao cru en poudre. À mixer avec de la boisson végétale pour obtenir une collation délicieuse, saine et qui rassasie !

Une grossesse végétarienne ou vegan

En ce qui concerne les produits animaux, certaines personnes font le choix d'une consommation différente. Ce choix personnel peut venir de valeurs éthiques (bien-être des animaux), écologiques (l'industrie de la viande est une des plus polluantes) ou pour des raisons de santé (une alimentation équilibrée à majorité végétale apporte de nombreux bienfaits).

10. Pour plus d'alternatives gourmandes, rendez-vous page 87.

Kézako :
le végétarisme

Végétarien : personne qui ne mange pas de viande, pas de poisson et pas de produits laitiers qui contiennent de la présure animale (qui provient du foie), comme le parmesan.

Végétalien : personne qui ne consomme aucun produit d'origine animale (viande, poisson, œuf, produit laitier, miel).

Vegan : personne qui a adopté un régime alimentaire végétalien et un mode de vie qui exclut (dans la mesure du possible) tout ce qui provient de l'exploitation animale (laine, cuir, cosmétiques testés sur les animaux, etc.).

Flexitarien : personne qui cherche à diminuer sa consommation de produits animaux, tout en ayant une base alimentaire omnivore.

La question principale à se poser par rapport à la femme enceinte est donc : est-ce que ces régimes[11] alimentaires sont adaptés à la grossesse ? N'en déplaise à de nombreux lobbys, la réponse est **oui**.

D'après l'Academy of Nutrition and Dietetics (l'association américaine de diététique), « bien conçue, une alimentation végétarienne, y compris végétalienne, est saine, adaptée sur le plan nutritionnel et peut procurer des avantages pour la prévention et le traitement de certaines maladies. Elle est appropriée à toutes les périodes de la vie, en particulier la grossesse, l'allaitement, la petite enfance, l'enfance, l'adolescence, le troisième âge, ainsi que pour les athlètes12 ».

La Société canadienne de pédiatrie a affirmé en 2016 qu'« un régime végétarien ou végétalien bien planifié qui tient compte des divers éléments nutritifs peut représenter un mode de vie sain à toutes les étapes de la croissance du fœtus, du nourrisson, de l'enfant et de l'adolescent ».

---

11. Le mot « régime » est employé ici au sens d'habitudes alimentaires.
12. Citation extraite d'un article d'Alain Le Roux-Marini, paru dans la revue *Alternatives végétariennes*, n° 126, janvier 2017.

D'autres pays, comme le Portugal ou l'Australie, ont eux aussi publié des recommandations positives. La France, à ce jour, n'a rien publié officiellement sur le sujet.

À mon sens, le végétarisme ou le véganisme non équilibré expose aux mêmes risques de carences qu'une alimentation omnivore non équilibrée. Nous l'avons vu, les divers nutriments dont notre corps a besoin se trouvent à la fois dans le monde animal et végétal. Une alimentation riche en légumes et en fruits est même conseillée. Il est donc tout à fait possible de vivre une grossesse végétarienne ou vegan sans carences, avec toutefois un bémol qui a son importance.

La vitamine B12 est la seule vitamine qui fait défaut dans un régime alimentaire végétal. Certaines algues en contiennent, mais notre corps ne l'assimile pas. Il est donc impératif de se complémenter en vitamine B12 quand on baisse sa consommation de produits animaux (cela concerne donc le flexitarisme, le végétarisme et le végétalisme). Choisissez la posologie qui vous convient et respectez-la :

- 10 microgrammes 1 fois par jour ;
- ou 2 000 microgrammes 1 fois par semaine ;
- ou 5 000 microgrammes 1 fois toutes les 2 semaines.

Si vous consommez peu ou pas de produits animaux depuis plusieurs mois ou depuis plusieurs années, je vous encourage à vous rapprocher d'une médecin pour obtenir l'ordonnance d'une prise de sang permettant d'évaluer votre taux de vitamine B12 ainsi qu'une analyse urinaire pour tester l'acide métylmalonique (plus fiable que le dosage sanguin). Suivant les résultats, vous aurez peut-être besoin de faire une cure d'attaque de vitamine B12 avant de continuer avec une supplémentation classique.

Vous trouverez plein d'informations sur le site *VivelaB12.fr*, qui est une mine (sérieuse) d'informations sur le sujet. Je vous conseille également le livre Vegan sans carences[13], qui traite de ce sujet pour la grossesse, l'allaitement et l'alimentation des bébés et des enfants.

Si vous prenez de la vitamine B12 et que vous avez une alimentation variée et équilibrée, vous pouvez donc vivre une grossesse en adéquation avec vos valeurs qui respecte vos besoins et ceux de votre bébé.

Si vous avez envie de consulter une professionnelle (médecin, naturopathe, diététicienne), je vous recommande de choisir une spécialiste du sujet qui saura vous accompagner au mieux et surtout sans jugement ! Trop de professionnels ont un avis négatif sur le végétarisme ou ses dérivés en raison d'un manque d'informations.

En consultation, j'ai à cœur d'écouter la demande de la future maman. Si son mode alimentaire est en adéquation avec ses valeurs, j'estime que c'est mon rôle de le respecter et de lui apporter le maximum d'informations sur le sujet. Pour cela, je veille à vérifier l'équilibre nutritionnel des repas, s'il y a une supplémentation en B12, je communique des recettes, etc.

Si vous souhaitez changer de mode alimentaire pendant la grossesse, j'aurais le même conseil à vous donner. Choisissez un spécialiste qui vous accompagnera, en douceur, sur cette transition.

Les alternatives gourmandes

Aucun aliment n'est à proscrire (sauf si en lien avec la toxoplasmose, la listériose...), mais je vous livre mes astuces saines et gourmandes. N'hésitez pas à piocher des idées dedans !

13. Dr Markus Keller et Edith Gätjen, *Vegan sans carences*, éditions Ulmer, 2018.

Vous avez envie de ?	Pourquoi ne pas remplacer par ?
Sucré	
Un gâteau au chocolat	• Un gâteau au chocolat vegan à base de courgettes (on ne sent pas le goût et cela apporte une texture moelleuse !) • Un brownie cru à base de dattes
Une tartine beurre-confiture	• Une tartine avec du pain au levain bio, de la purée d'amandes ou du beurre de cacahuètes avec des éclats de cacao cru sur le dessus
Un jus de fruits	• Un jus de légumes (en majorité) et fruits • Un smoothie
Grignoter n'importe quoi, tant que c'est sucré !	• Un verre d'eau et des *energy balls* à base de dattes et d'oléagineux agrémentées de : chocolat, noix de coco râpée, vanille en poudre… • Une datte surprise : prenez une datte (les medjool ont un goût de caramel), ouvrez-la et retirez le noyau. Ajoutez une petite cuillerée à café de purée d'oléagineux et placez au centre un carré de chocolat ou une amande.

Un chocolat chaud	• Un chocolat chaud maison avec de la boisson végétale non sucrée, du cacao cru en poudre (ou de la caroube), un trait de sirop d'érable et des épices (cannelle, cardamome…)
De la pâte à cookies crue (ne me dites pas que je suis la seule qui adore ça !)	• Une pâte à cookie à base de pois chiches (oui, oui !). Mixez-les avec des dattes (ou du sirop d'érable ou d'agave), de la boisson végétale non sucrée, de l'huile de coco ou de la purée d'oléagineux, une petite pincée de vanille en poudre et une autre de sel. Ajoutez ensuite des pépites de chocolat. Délicieux !
Des céréales industrielles pour le petit déjeuner	• Un granola maison ! Mélangez des flocons de céréales avec de la compote de pomme, un trait de sirop d'érable ou d'agave, des oléagineux hachés… Faites cuire au four et ajoutez à la sortie des fruits secs, des pépites de chocolat noir, de la noix de coco râpée… Composez-le suivant vos envies !
Salé	
Un hamburger de fast-food	• Un hamburger maison avec un « steak » de haricots noirs et de champignons, un confit d'oignon, une tranche d'avocat, des tomates séchées…

Des frites	• Des pommes de terre vapeur • Des pommes de terre et patates douces coupées en dés, cuites au four avec de l'huile d'olive et des épices (curcuma, paprika, herbes de Provence…)
Une terrine de campagne	• Une tartinade de lentilles. Ma recette express pour les envies gourmandes et/ou les repas de flemme ? Je mixe au blender des lentilles (en conserve ou en bocal) avec de la sauce tamari (sauce soja sans gluten), de l'huile de colza et de la levure de bière maltée (qui apporte un goût fromager), jusqu'à obtenir la bonne consistance. J'ajoute éventuellement des épices, des cornichons, des champignons…
Un plat de pâtes	• Gardez l'idée des pâtes mais ajoutez-y une sauce à base de chou-fleur. Cuisez le chou-fleur à la vapeur et mixez-le avec de l'ail, de la boisson végétale non sucrée, des épices… Le bon moyen de mixer féculents et légumes (et les enfants adorent !).
Des sushis ou makis au poisson cru	• Sushis ou makis au concombre, à l'avocat, au radis noir, aux tomates séchées avec un morceau de fromage de chèvre…
Une quiche lorraine avec du fromage	• Une quiche maison avec du tofu fumé, de la levure de bière maltée et de la salade en accompagnement

Pour résumer

Voici les règles d'or d'une alimentation naturopathique pendant la grossesse :

- Mangez mieux et découvrez de nouvelles saveurs !
- Cuisinez à la vapeur douce et, si vous le digérez bien, favorisez le cru en début de repas.
- Privilégiez une alimentation biologique et de saison.
- Choisissez des aliments bruts, non transformés (par exemple : consommez une pomme plutôt que du jus de pomme) et privilégiez le fait maison.
- Préférez les produits non raffinés, semi-complets ou complets (toujours de qualité biologique, car l'enveloppe des céréales renferme beaucoup de pesticides et autres substances dans l'agriculture classique).
- Supprimez les produits allégés : ils contiennent des édulcorants, à éviter enceinte.
- Hydratez-vous : buvez de l'eau de qualité et en quantité adéquate. Vous ne devez pas ressentir la soif, sinon cela signifie que le processus de déshydratation a déjà commencé. Évitez les jus de fruits, les sodas, l'alcool...
- Évitez le café et le thé et privilégiez la chicorée, les infusions ou le rooibos.
- Soyez vigilante concernant les risques de toxoplasmose et de listériose.

Régalez-vous et utilisez vos cinq sens pour manger ! Une cuisine saine n'est pas synonyme d'une cuisine ennuyeuse, bien au contraire !

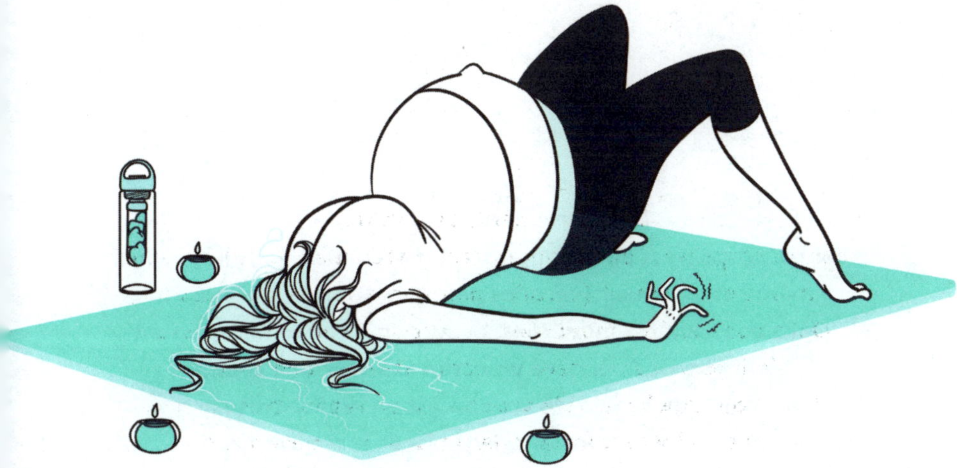

Acte 4

Bien bouger et respirer

Le mouvement, c'est la vie[14] !
Notre corps n'est pas fait pour rester statique ; nous bougeons même en dormant (certains plus que d'autres d'ailleurs !). Dans nos sociétés modernes, beaucoup d'entre nous passent leur journée derrière un écran assis sur une chaise. Ce qu'on appelle la « vie active » est en réalité très passive. Il est alors important de replacer le mouvement au cœur de notre vie.

14. Citation d'Andrew Taylor Still, fondateur du concept d'ostéopathie.

L'importance du mouvement

En naturopathie, toute activité qui met le corps en mouvement et qui permet d'en prendre conscience est une bonne activité physique. Elle procure du plaisir et s'inscrit dans la régularité. Chacun a donc sa bonne pratique, en fonction de ses goûts, de son mode de vie, de sa santé et de ses possibilités. Il n'y a pas de notion de compétitivité, de durée sportive imposée (bouger 10 minutes par jour est déjà un bon début) ou d'objectif esthétique... tout cela est secondaire. L'important, c'est de bouger régulièrement et d'y prendre goût.

L'exercice physique est sans doute la technique la plus holistique en naturopathie. Il apporte des bienfaits à tous les niveaux de l'être.

Physique :

- Stimulation des organes, notamment émonctoires.
- Oxygénation et mobilisation du diaphragme.
- Activation de la circulation sanguine et lymphatique.
- Tonicité musculaire, augmentation de la densité osseuse et assouplissement articulaire.
- Fonte graisseuse.
- Meilleure résistance aux blessures, au stress et aux maladies.
- Amélioration cognitive : plus d'oxygène et de nutriments sont apportés au cerveau, ce qui stimule les capacités mentales.
- Équilibre acido-basique (élimination des acides).
- Meilleur sommeil.

Énergétique :

- Circulation et dynamisation de l'énergie grâce à la respiration et aux divers mouvements.
- Interaction avec la nature (arbre, vent, pluie...) et l'autre (si sport collectif).

Mental :

- Détente : le cerveau est mis sur off.
- Dépassement de soi et détermination.
- Développement de la stratégie et de la technique.
- Appréhension du temps et de l'espace.
- Conscience du schéma corporel.

Émotionnel :

- Régulation et libération des émotions : le sport peut devenir une soupape de décompression, un défouloir.
- Joie, plaisir, fierté.
- Meilleure humeur avec l'augmentation de la sérotonine (neurotransmetteur).
- Érotisation du corps : on prend soin de lui et on prend du plaisir à le faire.

Socioculturel :

- Interaction avec les autres, intégration.
- Développement de valeurs : communication, respect, fraternité, partage.

Éco-planétaire :

- Responsabilisation (notamment à travers les sports en plein air) : besoin de préserver la planète pour s'assurer un air de qualité à respirer, respecter les paysages, ne pas jeter ses déchets (collation, bouteille d'eau) par terre...

Spirituel :

- Gratitude, inspiration.
- Unité : corps et esprit sont alignés.
- Sensibilité.

Il est important de bouger, mais il est aussi primordial de laisser le corps se reposer pour se régénérer et éviter de se blesser. Il est parfois difficile de faire la part des choses entre un manque de motivation et un vrai besoin de repos. Il est fréquent, lors de la grossesse, de se sentir bien une journée et de n'avoir aucune énergie le lendemain, surtout pendant le troisième trimestre. Prenez le temps de vous poser et de vous observer. Vous seule savez ce qui est bon pour vous en étant à l'écoute de vos sensations.

Quelles activités enceinte ?

Enceinte, la pratique sportive est conseillée pour toutes les raisons précédemment citées, mais aussi parce que la grossesse demande beaucoup d'adaptation au corps. Les abdominaux seront sollicités et le périnée aussi. Le centre de gravité se déplacera au fur et à mesure que le ventre s'arrondit. Le dos aura tendance à se creuser au fil des mois. Les changements hormonaux, notamment l'augmentation de la relaxine, auront un impact sur les muscles, les articulations et les ligaments. C'est ce qui donne parfois l'impression d'avoir un squelette tout mou, surtout au niveau de la symphyse pubienne (l'articulation qui unit les deux os du pubis) !

Focus : la posture

Pendant neuf mois, votre corps va s'adapter en permanence. Une mauvaise posture peut provoquer des douleurs (dos, bassin...), de la constipation, des hémorroïdes, des reflux... N'hésitez pas à consulter un ostéopathe ou un chiropracteur, qui pourra vérifier que tout fonctionne bien mécaniquement.

Si vous portez des semelles orthopédiques, elles peuvent ne plus vous convenir pendant la grossesse. Si vous ressentez des douleurs lors d'une pratique physique, pensez à faire un nouveau bilan postural avec votre podologue.

Parole d'experte

Elsa Leguy, ostéopathe D.O. spécialisée en périnatalité

Le suivi ostéopathique de la grossesse sera adapté à chaque femme en fonction de l'intensité des douleurs et des restrictions de mobilité. On pourra conseiller un minimum de trois séances aux moments clés de la grossesse : au 3e mois de grossesse, au cours du deuxième trimestre et à la fin du troisième trimestre, en préparation à l'accouchement.

L'ostéopathe pourra soulager les douleurs musculo-squelettiques (sciatalgie, pubalgie, douleurs ligamentaires…), les troubles digestifs (reflux, constipation, ballonnements…) et les troubles circulatoires.

Cette prise en charge permettra à la femme de s'adapter au mieux aux changements biomécaniques induits par la grossesse et responsables des douleurs.

La séance de préparation à l'accouchement, réalisée en général deux à trois semaines avant le terme, a pour but de vérifier la bonne mobilité des structures nécessaires à l'accouchement (bassin, diaphragme, périnée, lombaires…).

Vous l'aurez compris, il va y avoir du changement au niveau corporel ! L'exercice physique permet de s'adapter en douceur à tous ces changements et de prévenir certaines douleurs. Pensez à vous hydrater en buvant de l'eau avant, pendant et après la pratique.

Les principales activités conseillées :

- **La natation** : elle permet détente et tonification de tous les muscles du corps et améliore la circulation sanguine. Être dans l'eau permet d'être soutenue, de ne plus sentir son poids et de baigner dans le même environnement que son bébé. Variez les nages pour profiter de tous leurs bienfaits (brasse, crawl, dos crawlé, avec des palmes…). Il existe aussi des cours d'aquagym spécial grossesse.

- **Le yoga prénatal** : il permet également détente et tonification. La respiration y occupe une place centrale. Pas besoin d'être souple pour faire du yoga, c'est une fausse idée. La méditation et la visualisation seront aussi au rendez-vous. C'est une pratique globale que vous pouvez pratiquer plusieurs fois par semaine. Choisissez un cours de yoga prénatal (ou spécial grossesse) pour que les mouvements soient adaptés à votre condition.
- **Pilates** : cette discipline est tout à fait adaptée à la grossesse (mais pensez à la signaler au professeur). Elle permet de travailler les muscles profonds et de soutenir le périnée. Comme au yoga, la respiration a une place importante. Vous pourrez notamment faire des exercices sur une *Swiss ball*, que vous reverrez sans doute à votre accouchement !
- **La méthode de Gasquet** : une approche qui ressemble au Pilates et au yoga, et qui s'articule autour de la juste posture (celle qui prend soin de votre périnée, de vos abdominaux et de votre dos et les respecte). Dans l'approche du Dr Bernadette de Gasquet, le placement du bassin, l'autograndissement et la respiration par le périnée sont mis en avant. Vous trouverez un annuaire de professionnels formés sur *annuaire.degasquet.com*
- **La marche** : gratuite et accessible. Munissez-vous de chaussures adaptées et allez marcher dans des endroits agréables (forêt, parc, plage…). L'idéal serait une marche de 30 minutes deux ou trois fois par semaine, mais faites comme vous pouvez et comme vous le sentez.
- **La danse** : chez vous, avec vos amis, votre famille… Bougez au rythme de la musique, bébé appréciera ! Vous pouvez rejoindre un cours en précisant bien que vous êtes enceinte. Par exemple, à un cours de Zumba, il vous sera demandé de ne pas sauter.
- **Le vélo elliptique** : il fait travailler presque l'ensemble du corps et le cardio (performances cardio-respiratoires). Il simule le mouvement

de la course à pied mais en protégeant les articulations car il n'y a pas d'impact.

- **Le sexe !** Sauf contre-indication de votre médecin, les câlins sont bénéfiques pendant votre grossesse. Au-delà de la « performance » physique (ne vous lancez pas dans des pirouettes acrobatiques pour brûler des calories, hein !), c'est un excellent moyen de vous faire du bien et de déclencher une montée d'ocytocine, l'hormone du bonheur ! Il se peut que, enceinte, vous ressentiez plus ou moins de désir. La libido fluctue pendant cette période. Communiquez avec votre partenaire sur vos envies respectives (ou votre manque d'envie) et trouvez des solutions ensemble.

L'augmentation de l'hormone relaxine peut vous donner l'impression que vous avez gagné en souplesse : faites attention lors des étirements à ne pas trop forcer.

Ma p'tite astuce : un achat utile

Je vous conseille d'acheter une *Swiss ball*, une grosse balle gonflable. Elle vous servira pendant la grossesse, le début du travail, éventuellement l'accouchement (si vous accouchez à domicile) et en post-partum.

À la maison, vous pouvez faire des exercices physiques et des étirements. Vous pouvez vous asseoir dessus en remplacement d'une chaise (en commençant par 10 minutes d'utilisation et en augmentant progressivement). Certaines personnes les apportent même au travail. Pensez-y, surtout si vous avez un emploi qui nécessite de rester longtemps assise sur une chaise de bureau.

Sur une *Swiss ball*, vous êtes en état de mini-déséquilibre permanent. Cela vous permet de contracter, sans trop y penser, vos abdominaux et vos muscles dorsaux. Vous faites ainsi travailler votre ceinture abdominale et vous corrigez votre posture. Vous pouvez faire des mouvements assise et bouger le bassin, ce qui permet d'être dans une posture dynamique et non plus statique. Cela améliore également la circulation sanguine !

Les sports à éviter ou contre-indiqués :

- Les sports de combat (karaté, judo, boxe...).
- Les sports collectifs (basket-ball, football, rugby...).
- Les sports avec risques de chute (VTT, escalade, ski, équitation...).
- Les sports à impact (course à pied, trampoline, corde à sauter...).
- Les sports à haute altitude (randonnées, ski...).
- La plongée sous-marine.

Enceinte, vous ne devez jamais être exténuée et à bout de souffle. Vous devez être capable de parler lors de la pratique de l'activité. Le manque d'oxygène (hypoxie) peut avoir de graves conséquences pour le fœtus. Certaines femmes souffrent de pathologies (liées à la grossesse ou non) qui rendent impossible la pratique sportive, consultez toujours un médecin ou une sage-femme en cas de doute.

Si vous avez l'habitude de pratiquer une activité, vous pouvez continuer en respectant votre rythme et vos sensations, qui seront différents maintenant que vous êtes enceinte. Si vous pratiquiez, avant la grossesse, une activité qui se trouve dans la liste « à éviter », discutez-en avec votre médecin. Il pourra vous autoriser à continuer dans certains cas ou bien vous conseillera de vous tourner vers une autre discipline. Si vous commencez une nouvelle activité enceinte, allez-y en douceur.

Le maître-mot pendant neuf mois ? **Adaptation**. Vous pouvez faire de l'exercice physique jusqu'à votre accouchement si votre état le permet !

La respiration

L'air que nous inspirons est chargé d'oxygène, indispensable au fonctionnement des cellules de notre corps. Sans oxygène, pas de vie. L'air expiré est, lui, chargé de dioxyde de carbone, qui est produit par le corps. Lors de la photosynthèse, les plantes absorbent ce dioxyde de carbone pour se nourrir. Elles rejettent ensuite dans l'air de l'oxygène, que nous utilisons en inspirant. Quelle belle complémentarité entre l'Homme et la nature !

Les bienfaits de la respiration

Comme l'exercice physique, la respiration a des bienfaits sur l'ensemble de l'être. Elle permet de :

Sur le plan physique :

- Vivre !
- Baisser la tension artérielle.
- Détendre les muscles.
- Maintenir l'équilibre acido-basique.
- Diminuer la fréquence cardiaque.
- Réguler le transit.

Sur le plan énergétique :

- Augmenter la force vitale.
- Se recharger.

Sur le plan mental :

- Se détendre, relâcher les tensions mentales.
- Favoriser un sommeil de qualité.
- Développer ses capacités cognitives : concentration, précision.

Sur le plan émotionnel :

- Libérer les émotions.
- Mieux gérer le stress.

Sur les plans socioculturels et éco-planétaire :

- Se connecter aux autres : aux Hommes mais aussi à la Terre.

- Se rendre compte de notre interdépendance avec la nature (photosynthèse).

Sur le plan spirituel :

- Se regarder de l'intérieur, s'intérioriser.
- Accéder à des états de détente ou de transe.

Pour bénéficier de ces bienfaits (et encore la liste n'est pas exhaustive, on pourrait lui consacrer un livre entier !), le secret réside dans le fait de conscientiser sa respiration. La respiration est un réflexe et nous n'y prêtons guère attention.

Quand nous sommes envahis par le stress, notre respiration devient plus rapide et plus saccadée. Le fait de prendre conscience de cette respiration revient à s'observer : que se passe-t-il quand vous inspirez et quand vous expirez ? Sentez-vous une différence de température au niveau de votre nez ou de votre bouche ? Sentez-vous l'air descendre dans vos poumons à l'inspiration et remonter vers votre gorge à l'expiration ? Si vous aviez une douleur quelque part dans votre corps ou une boule au ventre due au stress, la ressentez-vous toujours de la même façon après quelques respirations ?

Respirer en conscience apaise rapidement. Cette observation est donc tout à fait indiquée lors de l'accouchement, certaines femmes la pratiquent même instinctivement, car cela permet de ne pas se focaliser sur la douleur ou l'intensité des contractions.

Respirer enceinte

Pendant le premier trimestre, beaucoup de femmes ressentent des essoufflements. Cela s'explique par des changements au niveau de l'appareil respiratoire, qui doit s'adapter aux besoins en oxygène du fœtus.

Vous pouvez également faire de l'hyperventilation, c'est-à-dire ressentir une accélération du rythme et de l'amplitude respiratoire. Ce désagrément est en partie causé par la progestérone.

Cette hormone féminine prépare la muqueuse de votre utérus pour accueillir un bébé. Elle a un effet calmant (c'est elle la responsable de vos envies de dormir incontrôlables au premier trimestre !) et relaxant (pour éviter que l'utérus se contracte pendant la grossesse).

Le diaphragme est le muscle de la respiration. Lors de l'inspiration, il s'abaisse et, à l'inverse, il remonte lors de l'expiration. Il arrive souvent, lors de la grossesse, que la femme éprouve des difficultés à respirer. Le diaphragme peut être gêné dans ses mouvements par d'autres organes, car l'utérus prend de plus en plus de place (et il pousse tout le monde !). Cette sensation peut diminuer vers le 9e mois, quand le bébé s'engage dans le bassin et laisse un peu vos côtes et poumons tranquilles !

Voici quelques conseils pour retrouver une respiration agréable :

- Faites des étirements régulièrement : au réveil mais aussi dans la journée.
- Surélevez votre oreiller la nuit.
- Veillez à votre posture au quotidien : gardez le dos bien droit et les épaules en arrière.
- Pratiquez le yoga prénatal, notamment la posture de l'enfant avec une *Swiss ball*, de la vache et du chameau, le matin ou l'après-midi (pour éviter les insomnies nocturnes, car la pratique de certaines postures donne de l'énergie).
- Évitez la fumée de cigarette.
- Consultez un ostéopathe ou un chiropracteur.
- Ne faites pas d'apnée (pour éviter de respirer une odeur, dans certaines respirations yogiques...).
- Pratiquez des respirations différentes.

La respiration ventrale

Pratiquez pendant quelques minutes, allongée sur le dos ou assise :

- Placez une main sur le thorax qui doit rester immobile.
- Placez l'autre main sur le ventre, pour surveiller les mouvements.
- Inspirez doucement par le nez en gonflant le ventre, inspirez le calme et la paix.
- Expirez par le nez en rentrant le ventre, comme si le nombril allait se coller à la colonne vertébrale. Expirez vos tensions et problèmes.

La respiration ventrale favorise la détente, libère les tensions, masse les viscères (elle facilite ainsi la digestion) et permet un meilleur retour veineux. Elle aide à l'endormissement. Vous pouvez la pratiquer autant de fois que vous voulez dans la journée.

Pour l'accouchement, cette respiration permet de mieux supporter les contractions.

La respiration alternée

Pratiquez assise, le dos contre le dossier d'une chaise, les épaules basses, la nuque étirée et le menton rentré :

- Posez votre main gauche sur votre cuisse gauche, paume vers le ciel, en faisant toucher le pouce et l'index.
- Formez une pince avec le pouce et l'annulaire de la main droite, en pliant l'index et le majeur.
- Expirez par les deux narines pour vider vos poumons.
- Inspirez : bouchez la narine droite avec votre pouce, inspirez par la narine gauche pendant quelques secondes.
- À la fin de l'inspiration, libérez la narine droite et bouchez la narine gauche avec l'annulaire. Expirez lentement et enchaînez l'exercice en inspirant par la narine droite...

À faire de dix à douze fois d'affilée, idéalement le matin ou le soir, avant un repas. Cette respiration aide à la détente, elle favorise la concentration et permet de revenir à soi.

La cohérence cardiaque

Pratiquez assise ou debout. L'idéal est de le faire trois fois par jour : le matin au réveil, avant de déjeuner et en fin d'après-midi.

- Expirez longuement pour vider vos poumons.
- Inspirez par le nez pendant cinq secondes.
- Expirez par la bouche pendant cinq secondes.

L'objectif est d'avoir 6 cycles respiratoires par minute (un cycle = une inspiration + une expiration) et cela pendant 5 minutes. Pour pratiquer, il existe des applications gratuites sur smartphone (RespiRelax, Petit BamBou) ou des appareils du type ZenSpire®. Vous pouvez également utiliser la trotteuse d'une montre.

Le moyen mnémotechnique pour se souvenir du protocole est **365** : 3 fois par jour, 6 cycles respiratoires par minute pendant 5 minutes.

Cette respiration permet, entre autres, de réguler le système hormonal et le système digestif, d'améliorer sa concentration et sa mémoire et d'équilibrer le système nerveux. L'essayer, c'est l'adopter ! Le sentiment de calme se ressent immédiatement et les effets bénéfiques durent plusieurs heures.

Si les 5 secondes sont difficiles à tenir au début, à l'inspiration ou à l'expiration, vous pouvez commencer par 3 secondes. L'important est que l'inspiration et l'expiration soient de durée égale.

Il est possible, et bénéfique pour le sommeil, d'ajouter une quatrième session en se couchant.

Ma p'tite astuce : le soutien-gorge

Pendant la grossesse, une femme peut prendre plusieurs tailles de tour de poitrine. Si vous n'êtes pas une adepte du *no bra* (ne pas porter de soutien-gorge), vos sous-vêtements doivent suivre cette évolution. Avoir un soutien-gorge trop petit comprime au niveau de la poitrine et donne une sensation d'oppression. Si vous êtes trop serrée à cet endroit, cela peut gêner le soulèvement de vos côtes lors de la respiration.

La bonne astuce ? Les brassières souples, qui n'entravent pas et permettent une liberté de mouvements. Il existe des modèles compatibles avec l'allaitement. Si vous souhaitez donner le sein à votre bébé, la brassière vous servira plusieurs mois !

Pour résumer

Bougez et respirez ! Prenez le temps de faire ces deux actions qui sont si bénéfiques pour vous et votre bébé. Comme le fait de manger équilibré, c'est une habitude à prendre. Plus vous sentirez les bénéfices, plus vous aurez envie de vous octroyer ces moments.

Adaptez les activités physiques à votre état pendant la grossesse. Votre corps évolue de semaine en semaine et votre pratique aussi. Conscientisez votre respiration quand quelque chose ne va pas mais aussi quand tout va bien. Variez les respirations pour découvrir leurs différents bienfaits et votre manière d'y réagir.

Quelle belle symbolique de travailler sur votre souffle quand votre bébé va bientôt expérimenter son premier !

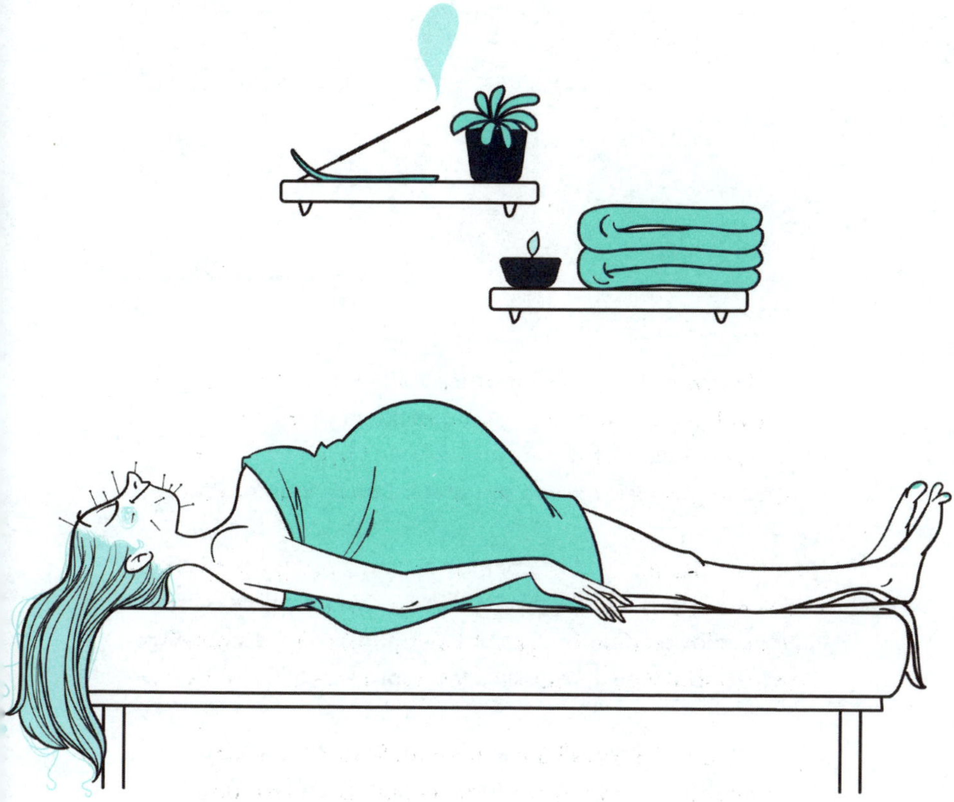

Acte 5

Bien être

Le troisième pilier indispensable en naturopathie
est l'hygiène psycho-émotionnelle et la relaxation.
C'est une part incontournable de l'hygiène de vie
que de prendre soin de son mental et de ses émotions.

Je n'aime pas particulièrement le terme « gestion » du stress
ou des émotions, car j'estime qu'on ne s'en occupe pas comme
d'un projet ou d'un budget. Il s'agit plutôt de (re)connaître
ses émotions et de réussir à les exprimer de façon saine.

Faire ce travail aura des bénéfices pour vous
mais aussi pour votre futur enfant. Bien être pour
que votre bébé puisse bien naître !

Les émotions

Tout commence le plus souvent avec un test de grossesse ou une prise de sang : vous êtes enceinte ! Que cette grossesse soit planifiée ou non, le choc est majoritairement la première réaction. Vous pouvez ensuite ressentir tout un tas d'émotions différentes : de la joie, de la tristesse, de la colère, de l'angoisse, etc.

Pendant neuf mois, vous allez peut-être avoir l'impression de vivre des montagnes russes : un jour très en forme et pleine de joie, le lendemain les nerfs à vif et en colère contre le monde entier. Vous allez peut-être rire devant une série télévisée et, la minute d'après, pleurer devant une publicité vendant des croquettes pour chat. C'est épuisant mais attendu lors de la grossesse. Votre système hormonal est modifié et vous êtes souvent sans filtre et au contact direct de vos émotions. On entend souvent l'expression « hormones de grossesse » pour justifier un comportement ou une réaction. Ce chaos hormonal n'est pas un mythe, c'est une réalité qu'expérimentent les femmes enceintes.

Vous allez peut-être ressentir aussi de l'ambivalence : vous serez parfois si heureuse d'être enceinte et à d'autres moments vous vous demanderez si vous n'avez pas commis une erreur en voulant un enfant. Beaucoup de femmes ressentent cela en raison d'inquiétudes (« Vais-je être une bonne mère ? ») ou bien de regrets (« Ma vie d'avant va me manquer »). Cela est tout aussi légitime à penser et à ressentir.

Vivre la maternité est un énorme changement, voire un bouleversement. La grossesse est une période complexe, tout comme la parentalité. L'important est que vous puissiez exprimer tous ces sentiments, aussi contradictoires soient-ils. En parler à son entourage, à un professionnel de santé ou à une doula, sans se juger et sans être jugée, offre un soulagement.

Kézako :
les cercles de femmes

Les cercles sont des moments d'intimité rares. Une parenthèse de douceur, de bienveillance et de non-jugement. Lors de ce rendez-vous, les femmes sont assises en cercle par terre, sur des coussins. Il peut y avoir un autel au centre avec des bougies, des cristaux, des cartes... Souvent la lumière est tamisée et il peut y avoir des draps de couleur pour calfeutrer la lumière.

La plupart du temps, il n'y a pas de thématique. Chaque femme vient avec son histoire et ce qu'elle a envie de partager. La femme qui organise un cercle en est la facilitatrice : elle instaure une ambiance propice aux confidences et veille au respect des règles (ne pas couper la parole, ne pas émettre de jugement, etc.). Souvent, ce sont des doulas, des naturopathes spécialisées dans l'accompagnement de la femme, des thérapeutes...

Il existe des cercles de femmes enceintes qui offrent la possibilité de déposer des éléments agréables ou désagréables liés à la grossesse. C'est également l'opportunité d'écouter et de se rendre compte que l'on n'est pas la seule à ressentir certaines émotions ou à vivre certaines situations.

Si vous êtes intéressée par un cercle, vous en trouverez sûrement autour de vous, car la pratique se développe. Avec la crise de la Covid-19, certaines personnes proposent des cercles à distance, qui s'organisent en vidéo. Je vous invite aussi à vérifier qui est l'animatrice du cercle et dans quel cadre elle le propose.

Si vous avez l'intuition que ce que vous ressentez n'est pas normal ou que les changements d'humeur sont d'une trop grande intensité, n'hésitez pas à consulter un médecin. Il est important de prendre soin de votre santé mentale comme de votre santé physique.

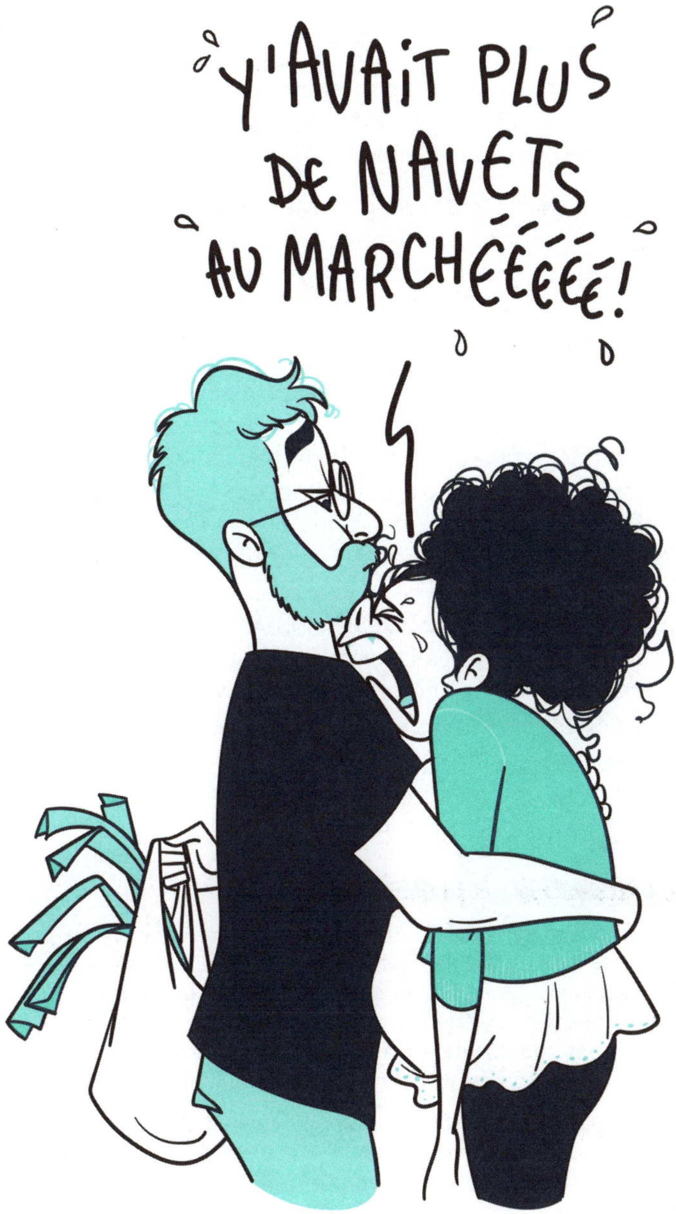
Y'AVAIT PLUS DE NAVETS AU MARCHÉÉÉÉÉ!

Les peurs

Une des plus grandes causes de stress pendant la grossesse est la peur. La peur des changements (physiques, émotionnels, familiaux), de la fausse couche, d'une anomalie, d'une maladie et de la mort.

Les femmes enceintes font régulièrement des cauchemars autour de ces peurs, leur inconscient s'exprimant de façon assez forte. Pour évacuer, je vous conseille d'en parler à votre partenaire, à une amie, à un membre de la famille ou bien à un professionnel de santé ou de la périnatalité.

Vous pouvez aussi choisir de vous exprimer sous une forme artistique : écriture, peinture, danse, chant… Se connecter à sa créativité fait une vraie différence dans l'accompagnement des émotions et du stress. Vous pourriez par exemple écrire une lettre à votre futur enfant, à votre partenaire ou même à votre future vous ! Il existe aussi des ateliers d'art-thérapie, une forme de psychothérapie par la création artistique : dessin, peinture, sculpture, collage… Et si vous créiez un tableau de visualisation ? Cela consiste à découper dans des magazines ou à imprimer des images qui vous plaisent et qui représentent ce que vous aimeriez faire, vivre ou être. Vous pouvez ensuite les coller sur une feuille ou les accrocher et vous sentir inspirée dès que vous regardez votre tableau ! Vous préférez bouger votre corps ? La danse intuitive ou extatique vous permettra d'atteindre un niveau proche de la méditation.

Ma p'tite astuce : le journal de grossesse

Vous connaissez sans doute le journal intime. Il peut être intéressant d'en tenir un lors de la grossesse. Il sera votre refuge dans lequel vous pourrez écrire tout ce que vous ressentez. Il sera également un objet souvenir, car on oublie parfois les choses que l'on a vécues ou ressenties. Il pourra notamment s'avérer utile lors d'une prochaine grossesse !

Vous pouvez vous munir d'un simple carnet et d'un stylo, ou bien acheter un journal en papeterie. Il n'y a pas d'obligation à le remplir tous les jours, faites-le seulement quand vous en

avez envie. Par expérience, je vous recommande quand même de prendre l'habitude d'écrire régulièrement dedans, au risque d'oublier votre journal ! Certaines femmes font des journaux mensuels, et racontent mois par mois leur grossesse.

Pour vous rassurer, connectez-vous à votre bébé : en lui parlant, en caressant votre ventre, en jouant à répondre à ses coups de pied ou en faisant des séances d'haptonomie (c'est une méthode de préparation à l'accouchement qui sera développée dans l'acte 8).

Le fait de répéter des actions agréables à des moments précis de la journée a tendance à rassurer. Pourquoi ne pas instaurer des rituels dans votre journée ? Des rituels de réveil et de coucher que vous pouvez pratiquer seule ou bien avec votre partenaire et que vous composez comme bon vous semble : étirements, communication avec votre bébé, caresses sur votre ventre, lectures, automassage des mains et des pieds...

Pour vous apaiser, les plantes sont des alliées remarquables[15]. Préparez-vous 1 l de tisane à boire sur la journée (l'équivalent de 3 ou 4 tasses) : ajoutez 2 cuil. à soupe de camomille matricaire et 1 cuil. à soupe de mélisse dans 1 l d'eau chaude. Laissez infuser une dizaine de minutes, filtrez et stockez dans un thermos. Si vous utilisez des sachets infusettes, prévoyez-en 4 pour 1 l d'eau. Vous pouvez également utiliser de la lavande, de la fleur d'oranger...

Vous êtes célibataire ?

Pour bon nombre de raisons, vous pouvez vivre votre grossesse sans partenaire. Si vous vous sentez isolée, parlez-en à votre sage-femme ou à votre médecin, qui pourra vous mettre en contact avec d'autres femmes dans la même situation.

Dites à votre entourage, famille, amis ou collègues, si vous avez besoin d'aide. Très souvent, on a le sentiment que les gens ne

15. Enceinte, prêtez toujours attention aux plantes utilisées, elles sont naturelles mais ne sont pas toutes compatibles avec la grossesse.

veulent pas aider alors qu'en réalité nous n'avons pas énoncé notre besoin clairement. Entourez-vous de personnes disponibles, soutenantes et bienveillantes. Dans le milieu de la périnatalité, c'est ce qu'on appelle votre « village ». Encore une fois, la doula peut être un puissant soutien.

L'importance de prendre soin de soi

Se relaxer revient à se détendre, à la fois physiquement et mentalement. Pendant la grossesse, comme nous l'avons vu, les émotions sont chamboulées et le stress peut être très présent. Il est alors primordial pour la femme enceinte de prendre soin d'elle-même ou de confier cette tâche à un professionnel. Il s'agit, dans tous les cas, d'être au contact de ses ressentis et de ses besoins. Voici quelques pratiques qui peuvent vous accompagner dans cette quête du bien-être.

La sophrologie

D'après la Chambre syndicale de la sophrologie, c'est une « méthode exclusivement verbale et non tactile, [elle] emploie un ensemble de techniques qui vont à la fois agir sur le corps et le mental. Elle combine des exercices qui travaillent à la fois sur la respiration, la décontraction musculaire et l'imagerie mentale (ou visualisation) ».

Elle favorise le bien-être global et l'harmonie sur les différents plans de l'être.

Parole d'experte

Cindy Faro, naturopathe et sophrologue (@cindyfaro.naturo)

Durant la grossesse, la sophrologie est un véritable soutien. C'est un bel outil pour mieux vivre cette évolution et mieux appréhender l'accouchement. Le corps subit de nombreux changements tout au long d'une grossesse. La sophrologie permet aux futures mamans d'appréhender les transformations physiques, leur nouveau rôle de mère et tout ce que cela induit. Il est conseillé de commencer un suivi à partir du 5e ou 6e mois pour avoir le temps de travailler sur les différents blocages.

Vous pouvez suivre des séances de groupe (avec un objectif commun) ou bien des séances individuelles pour un accompagnement plus complet et personnalisé. En règle générale, un accompagnement dure entre deux et trois mois, à raison d'une séance par semaine ou toutes les deux semaines. Chaque sophrologue s'adapte à vos disponibilités, à vos moyens et à vos besoins.

Une séance se scinde en deux parties :

- **Des exercices de relaxation dynamique** conjuguant des contractions et des relâchements musculaires (pour une détente profonde des plans physique, mental et émotionnel) avec de la respiration contrôlée (pour mettre toute l'attention dans les ressentis). Les tensions et les différentes angoisses de la maman sont évacuées pour installer calme et sérénité.
- **Un exercice de visualisation positive,** pendant lequel le sophrologue invite la future maman à prendre conscience des différentes parties de son corps. Son niveau de vigilance sera diminué pour atteindre un état de conscience entre la veille et le sommeil. Cet état favorise la réception des images positives induites et permettra à la femme de puiser dans ses ressources existantes et d'en faire émerger de nouvelles.

L'acupuncture

C'est une médecine holistique fondée sur les principes de la médecine traditionnelle chinoise. L'objectif est de rétablir l'harmonie dans le corps pour que l'énergie circule de façon fluide. Pour cela, l'acupuncteur (qui est, de base, médecin, kinésithérapeute ou sage-femme) va travailler sur des points précis du corps à l'aide d'aiguilles souples et fines, ce qui sera indolore.

L'acupuncture est appréciée des femmes pendant la grossesse, car elle permet de :

- **Mieux dormir** en réduisant les insomnies, les douleurs liées à la position allongée...
- **Fluidifier la circulation sanguine et lymphatique** : jambes lourdes, hémorroïdes, varices, œdèmes...
- **Soulager les tensions** et les douleurs liées au dos, au nerf sciatique, au bassin, au canal carpien...
- **Réduire les nausées**, les vomissements, les constipations, la diarrhée, les reflux acides...
- **Préparer l'accouchement** en détendant le périnée, en aidant les bébés positionnés en siège à se placer la tête en bas...
- **Réduire le stress et l'anxiété :** liés à des troubles physiques ou psychologiques, à l'accouchement...

Il est d'usage de se sentir fatiguée après une séance voire d'observer une aggravation des symptômes. Cela est normal et l'amélioration devrait se ressentir au bout de quelques jours.

La méditation

La méditation de pleine conscience est une pratique née il y a plusieurs millénaires. Nous avons tendance aujourd'hui à l'associer à des images stéréotypées : un individu assis en tailleur, habillé tout en blanc, l'air paisible, sans aucun bruit autour. La réalité est bien différente ! Vous pouvez méditer en faisant vos courses, en prenai le métro, tout comme assis devant l'océan en écoutant les vague:

Ce n'est pas une pratique religieuse, même si l'on peut la retrouver dans certaines religions. La méditation dont je vous parle ici n'a qu'un objectif : vous faire du bien. Il s'agit d'être présent à soi-même et d'observer, sans analyser, ses pensées et ses ressentis.

C'est une pratique qui a de grands bienfaits sur le stress et qui permet de se reconnecter à soi-même, et, pour cela, je la trouve très intéressante pendant la grossesse. Il n'y a aucune contre-indication et la femme enceinte peut méditer n'importe quand et pendant la durée qu'elle souhaite.

Pour débuter, certaines femmes préféreront méditer seules, en écoutant leur ressenti. D'autres femmes aimeront suivre des méditations guidées, grâce à des applications comme Petit BamBou, 7Mind, Zenfie ou bien Méditations avec Christophe André. Il existe également des méditations guidées disponibles gratuitement sur YouTube. Je vous recommande particulièrement les méditations prénatales de la doula française Kristelle Cardeur (Karma Mamas sur les réseaux sociaux). Elle propose des cycles de méditation en vidéo, spécialement conçus pour la grossesse et pour le post-partum.

Le massage

Le toucher est un sens très important : il nous rapproche en tant qu'êtres humains. Nous avons instinctivement tendance à prendre quelqu'un dans nos bras lorsque la personne est triste et nous irons spontanément poser une main sur son épaule pour signifier, sans parler, « je suis là ».

Il existe une multitude de massages, certains à visée thérapeutique et d'autres de bien-être. Ce sont ces derniers que nous allons aborder. S'offrir un massage prénatal, c'est s'offrir un moment rien que pour soi. C'est une véritable parenthèse dans la vie et une pause dans un rythme souvent effréné. C'est également accepter que quelqu'un d'autre prenne soin de vous.

Le massage prénatal se pratique à partir du 4e mois de grossesse. Si vous souffrez d'une pathologie particulière, demandez l'avis de votre sage-femme ou de votre médecin avant de vous faire masser. Le masseur utilisera une huile biologique adaptée et non parfumée.

Le massage a des bienfaits pour la future maman et pour le bébé, *in utero*. Il sentira la détente de sa mère, ressentira les mouvements et entendra la musique douce. La femme enceinte sécrétera l'hormone du bonheur, l'ocytocine, qui sera aussi bénéfique pour le bébé. Maman et bébé flotteront dans une bulle de sécurité et de bien-être.

Kézako :
le massage ayurvédique

En ayurvéda, il existe trois *doshas*, qui sont des formes d'énergie vitale : Vâta, Pitta et Kâpha. Chaque *dosha* est relié à deux éléments parmi l'air, la terre, le feu, l'eau et l'éther, qui représente l'espace.

Ces trois *doshas* sont responsables de notre équilibre. Parfois, il arrive que l'un de nos *doshas* se retrouve en excès ou en insuffisance, en raison d'un événement de vie ou d'une hygiène de vie bancale. Ce déséquilibre va engendrer des troubles physiques et psychologiques.

Il existe des massages pour future maman selon les principes de l'ayurvéda. La thérapeute spécialisée déterminera le *dosha* en excès ou en insuffisance et adaptera le massage grâce à certains éléments : choix de l'huile, nombre de répétitions des mouvements, etc. C'est un massage assez long (une heure et demie en moyenne) et très complet.

L'aromathérapie

L'aromathérapie est l'utilisation à des fins préventives ou curatives des huiles essentielles, qui sont des substances aromatiques obtenues par distillation d'un végétal. Elles ont un impact sur le corps physique mais aussi sur le mental, l'émotionnel et l'énergétique. La plupart des femmes ont peur de les utiliser pendant la grossesse alors qu'il est en réalité possible de le faire en respectant certaines règles.

Les huiles essentielles sont naturelles, mais elles sont très puissantes. Il faut donc toujours les utiliser avec précaution et en suivant les dosages à la lettre. Une mauvaise utilisation est dangereuse et comporte plusieurs risques : neurotoxique, abortif, dermocaustique (irritations, brûlures de la peau, des muqueuses...), photosensibilisation (augmentation de la sensibilité aux rayons UV), etc. Les actifs des huiles essentielles passeront par la circulation sanguine maternelle pour aller dans la fœtale. Prudence donc !

La diffusion d'huiles essentielles

Pour diffuser correctement des huiles essentielles, veillez à utiliser un diffuseur à nébulisation pendant une vingtaine de minutes environ (référez-vous à la notice d'utilisation de l'appareil). Sortez de la pièce et faites sortir les enfants et les animaux. Fermez la porte si possible pendant la durée de la diffusion.

Voici les principales consignes de sécurité à suivre :

- **Utilisez des huiles essentielles de qualité,** pures et biologiques.
- **N'appliquez jamais les huiles essentielles dans les yeux, les narines et les oreilles.**
- **L'application cutanée est possible** en délayant l'huile essentielle dans une huile végétale (3 % d'huile essentielle au maximum,

par exemple : 3 ml d'huile essentielle de lavande vraie dans 100 ml d'huile d'amande douce) et en évitant le ventre et la poitrine.

- **N'appliquez pas d'huile essentielle sur la peau avant d'aller au soleil.**
- **N'utilisez aucune huile essentielle riche en cétones** pendant la grossesse et l'allaitement. Elles sont reconnaissables à leur suffixe en « -one » dans la composition d'une huile : bornéone, verbénone, carvone, nenthone, thujone, pulégone… On en trouve notamment dans l'huile essentielle de menthe poivrée, de romarin à camphre, de romarin à verbénone, de sauge officinale, d'hélichryse italienne, etc.
- **Utilisez la voie olfactive :** en diffusion avec un diffuseur à nébulisation ou en versant quelques gouttes d'huile essentielle à respirer sur un mouchoir. Vous pouvez utiliser la voie cutanée (en évitant la poitrine et le ventre) mais jamais la voie orale pendant la grossesse et l'allaitement.
- **Lavez-vous les mains** après application, avec du savon.
- **Ne laissez jamais les flacons à la portée des enfants.**
- **En cas d'utilisation trop importante sur la peau :** appliquez une huile grasse pour diluer puis appelez le centre antipoison proche de votre domicile. Appelez tout de suite en cas d'ingestion.

Le point naturo :
comment choisir et conserver une huile essentielle ?

Optez pour des marques biologiques, équitables et qui sont transparentes sur l'origine des plantes. Prêtez attention au nom courant de la plante mais aussi à son nom botanique ainsi qu'à la partie qui est distillée. Lisez le chémotype de l'huile essentielle, c'est sa carte d'identité, qui indique le composant majoritaire (deux huiles essentielles du même nom n'auront pas forcément le même chémotype, car cela dépend de plusieurs facteurs comme la méthode de cueillette de la plante ou l'altitude). Essayez de favoriser les huiles essentielles provenant de plantes locales pour limiter l'impact environnemental (comme la lavande de Provence).

Pour conserver vos huiles essentielles, pensez à bien refermer les flacons, sous peine de vous retrouver avec un flacon vide ! Vos huiles essentielles doivent être dans des flacons teintés en verre que vous pouvez ranger dans une boîte ou dans un placard, mais sortez-les régulièrement. Ce sont des substances énergétiques vivantes qui craignent la solitude. Évitez les températures trop basses ou trop hautes. Les huiles essentielles issues des agrumes se conservent dans le bac à légumes du réfrigérateur, ce sont les seules qui aiment le froid !

La durée de vie d'une huile essentielle est d'environ trois ans pour les agrumes (si conservées au frais), cinq ans pour celles qui sont plus légères que l'eau et dix ans voire plus pour celles qui sont dites « lourdes » (comme la cannelle, le clou de girofle...). Je vous conseille d'acheter des petits formats de 5 ou 10 ml.

Les huiles essentielles ne sont pas conseillées pendant le premier trimestre de la grossesse, mais certaines peuvent aider, comme celle de citron pour les nausées (qui peut être prise exceptionnellement par voie orale, nous en reparlerons dans l'acte 7).

Si vous souhaitez utiliser une huile pendant les trois premiers mois de votre grossesse, contactez un professionnel (aromathérapeute ou pharmacien, naturopathe, médecin, sage-femme spécialisés) pour lui demander son avis. Ne pratiquez pas l'automédication, surtout pendant cette période.

Parole d'experte

Bolinna Psalmon, praticienne en EFT et consultante bien-être au naturel (@bolinnapsalmon)

Les huiles essentielles vous accompagneront pour que chaque voyage à travers la maternité vous permette de savourer, d'apprécier et de chérir ces moments hors du temps, sans être dérangée, ou alors le moins possible, par des émotions désagréables ou des soucis physiques.

Les huiles essentielles ont souvent des indications précises, mais vous pouvez aussi les choisir à l'intuition. Observez : quelle huile fonctionne pour vous ? Choisissez toujours des huiles de haute qualité avec un fort taux vibratoire, une fréquence énergétique haute.

Mes huiles chouchoutes pendant la grossesse sont celles de lavande vraie, d'orange douce et d'encens. Cette dernière est assez coûteuse, mais elle potentialise les autres huiles essentielles et renforce leur action. Ne pratiquez pas d'automédication et consultez un professionnel si vous souhaitez utiliser ces huiles pendant le premier trimestre de votre grossesse.

Pour une détente rapide et agréable : appliquez une goutte d'une de ces huiles sous chaque pied et/ou sur les poignets (en la diluant dans un peu d'huile végétale).

En diffusion : versez trois gouttes d'huile essentielle de lavande vraie et deux gouttes d'huile essentielle d'orange douce.

Ne laissez pas votre voyage avec les huiles essentielles se terminer après votre grossesse : expérimentez ce que les huiles essentielles peuvent vous offrir dans chaque aspect de votre vie ! En post-partum, tournez-vous vers les huiles essentielles d'agrumes ou de bergamote pour retrouver de l'énergie (en olfaction ou en diffusion). La sauge sclarée pourra être une alliée de choix pour les chamboulements hormonaux inhérents à cette période : diluez-la dans une huile végétale et massez-vous sous les pieds et sur les poignets.

Voici quelques huiles essentielles que vous pouvez utiliser pour vous relaxer, à partir du deuxième trimestre, en respectant les règles énoncées :

- **Camomille romaine** (*Chamaemelum nobile*) : pour le stress et l'anxiété ; par voie olfactive et cutanée.
- **Lavande vraie** ou **officinale** (*Lavandula officinalis* ou *angustifolia*) : pour le stress et les insomnies ; par voie olfactive et cutanée (pour les massages) ou dans le bain (dilué dans du gel douche).
- **Mandarine verte** (*Citrus reticulata blanco*) : pour s'endormir apaisée et mieux dormir ; par voie cutanée (1 goutte dans un peu d'huile végétale sur les poignets) ou olfactive (2 gouttes sur l'oreiller, à un endroit où vous ne posez pas directement votre tête).
- **Neroli** (*Citrus aurantium var. amara*) : pour calmer la nervosité, mieux dormir et ressentir une paix intérieure ; par voie olfactive (diffusion dans la chambre à coucher, par exemple 1 ou 2 gouttes sur l'oreiller) ou cutanée (massage de la voûte plantaire, le long de la colonne vertébrale ou du plexus solaire).
- **Ylang-ylang complète** (*Cananga odorata*) : pour réduire le nombre de pensées et se calmer ; par voie olfactive, cutanée ou en bain aromatique.

Mais aussi l'huile essentielle de petit grain bigarade, d'orange, de marjolaine à coquilles...

Le point naturo : les huiles essentielles autorisées pendant la grossesse à partir du 4e mois

Arbre à thé, basilic sacré, bois de hô, bois de rose, camomille allemande ou matricaire, camomille romaine, cardamome, ciste ladanifère, citron, épinette noire, eucalyptus citronné, eucalyptus radié, géranium rosat, gingembre, lavande fine, lavande vraie ou officinale, lentisque pistachier, mandarine verte, marjolaine à coquilles, néroli, niaouli, orange douce, orange sanguine, petit grain bigarade, pin laricio, pin maritime, pin sylvestre, ravintsara, rhododendron, rose de Damas, thym à thujanol, ylang-ylang complète.

Cette liste n'est pas exhaustive, mais évitez d'utiliser d'autres huiles essentielles sans accord d'un professionnel.

L'hydrolathérapie

Si vous avez des craintes concernant l'utilisation des huiles essentielles ou si vous en avez tout simplement envie, vous pouvez vous tourner vers les hydrolats et les eaux florales. Ce sont les résidus de la distillation des plantes, utilisée pour obtenir les huiles essentielles. On parle d'« eau florale » pour la distillation d'une fleur et d'« hydrolat » pour la distillation des autres parties de la plante (racine, feuille, fruit...). Il n'y a pas de contre-indication pour ces eaux aromatiques, contrairement aux huiles essentielles (sauf allergie bien sûr).

Vaporisez sur votre visage de la lavande, de la mélisse, de la rose de Damas, de la verveine ou encore de l'ylang-ylang... C'est bon pour la peau, ça sent bon et ça détend instantanément.

Vous pouvez également les consommer en cuisine et dans des boissons fraîches ou chaudes. Le soir, ajoutez une cuillerée à café d'hydrolat de fleur d'oranger dans une tasse d'eau tiède : dépaysement et apaisement garanti !

Choisissez vos hydrolats et vos eaux florales bio et sans alcool, et conservez-les au réfrigérateur.

Les fleurs de Bach

Le Dr Bach était un médecin homéopathe anglais qui recherchait des remèdes naturels, sans effets secondaires et agissant sur les émotions du malade. Il a identifié 38 fleurs avec un fort potentiel vibratoire permettant de retrouver une harmonie intérieure.

Il a ainsi créé la méthode qui porte son nom. Pour obtenir fleurs de Bach, il faut respecter un cahier des charges bien pı (cueillette artisanale de la fleur, solarisation ou ébullition, ajout d'alcool, dilution). Je ne vous conseille donc pas de chercher à en faire vous-même !

On trouve aujourd'hui en magasin bio ou en pharmacie des élixirs individuels et des élixirs composés, en flacon compte-gouttes, en spray ou en pastilles... Pour les versions liquides, vous pouvez ingérer directement les fleurs du Bach en bouche ou les diluer dans une gourde d'eau à boire sur la journée. Il est recommandé de ne pas utiliser plus de sept fleurs à la fois pour ne pas brouiller les messages vibratoires.

Les fleurs de Bach comportent un très faible pourcentage d'alcool et ne sont pas contre-indiquées pendant la grossesse. Il existe néanmoins des versions sans alcool. Voici quelques-unes des 38 fleurs et leurs indications :

- Stress urgent : **Rescue®** (une synergie de cinq fleurs), existant sans alcool en version Rescue® Kids.
- Annonce de la grossesse : **Rescue®** ou bien **Walnut**, qui offre une protection pendant les périodes de changement.
- Peur précise : **Mimulus**, par exemple peur de l'accouchement, peur de ne pas être une bonne mère...
- Peur fondée sur le souvenir d'une précédente grossesse ou d'un précédent accouchement : **HoneySuckle**, qui permet de se reconnecter au moment présent.
- Ruminations et pensées obsédantes : **White Chestnut**, pour retrouver la clarté et la tranquillité d'esprit. Cet élixir est d'ailleurs ajouté dans le Rescue® version Nuit.
- Peur concernant la santé de votre bébé : **Red Chestnut**, qui aide à retrouver sérénité et confiance.
- Envie de tout faire parfaitement pendant votre grossesse : **Rock Water**, qui offre indulgence et lâcher-prise.

- Moments sombres de la grossesse (deuil, séparation, maladie…) : **Sweet Chestnut**, pour retrouver la lumière et se libérer.
- Doutes : **Cerato**, qui vous permettra d'affirmer vos convictions et d'avoir confiance en vous et en vos intuitions.
- Impatience et excitation : **Impatiens**, qui vous apportera tolérance et patience.

Quand vous parcourrez la liste des fleurs de Bach, vous vous sentirez peut-être concernée par tous les élixirs floraux, c'est une réaction habituelle. Si vous n'arrivez pas à affiner, tournez-vous vers une conseillère en fleurs de Bach, qui est souvent une spécialisation en naturopathie.

Et si vous n'aimez pas être enceinte ?

Il y a un certain diktat de la grossesse : il faudrait aimer être enceinte, et rayonner en ayant de beaux cheveux et une belle peau (vous savez, le teint lumineux de la femme enceinte !).

Il n'y a aucune obligation à aimer la grossesse, qu'elle se déroule sans soucis ou qu'il y ait des complications. Une femme a le droit de ne pas aimer voir son corps changer et sentir un être se développer dans son ventre. Ne pas apprécier être enceinte n'a rien à voir avec le fait d'aimer son bébé. Ce sont deux choses complètement différentes.

Très souvent, quand une femme ose exprimer son mal-être, ce dernier n'est pas bien accueilli. On lui répond que ce n'est pas normal et que le bébé va ressentir cette émotion négative. On rétorque souvent : « Ton bébé va bien, c'est le principal. » Il est certes primordial que le bébé aille bien, mais cela ne doit pas signifier que la future maman passe au second plan.

Le risque dans ce genre d'attitude de la part de l'entourage ou du personnel médical est que la femme se renferme sur elle-même et n'ose plus parler de cette souffrance intérieure. Une doula peut vraiment faire la différence dans ce genre de situation, car elle sera à l'écoute et sans aucun jugement.

Certaines femmes adorent la grossesse, elles peuvent en parler ouvertement et sont même nostalgiques une fois le bébé dans leur bras. Il est tout aussi acceptable que des femmes n'aiment pas être enceintes et qu'elles aient cette possibilité de s'exprimer sur ce ressenti. Alors, sentez-vous libre d'en parler et de demander un soutien. Ce sont vos pensées et vos émotions, et elles sont légitimes !

Pour résumer

Vous êtes un être de pensées et d'émotions. Votre tête sera chamboulée pendant la grossesse. Tout ce que vous ressentez et vivez mérite d'être pris en compte. Trouvez la ou les méthodes qui peuvent vous accompagner et vous faire du bien pendant cette période. N'hésitez pas à énoncer clairement vos besoins à votre entourage et aux professionnels qui vous suivent.

Autorisez-vous à vous faire du bien et à prendre soin de vous. La grossesse permet aussi aux femmes de s'affirmer et de se rendre compte de leur valeur !

Une femme enceinte qui rayonne, ce n'est finalement pas une affaire de cheveux brillants ou de peau sans la moindre imperfection (même si c'est toujours plus agréable que d'avoir des boutons !). C'est une femme qui se connaît, sur tous les plans, et qui fait passer son bien-être au premier plan.

Quand on ressent du bonheur et de la joie, cela rayonne autour de nous. Quelle chance votre bébé aura d'avoir une mère qui lui montre déjà comment prendre soin de lui-même !

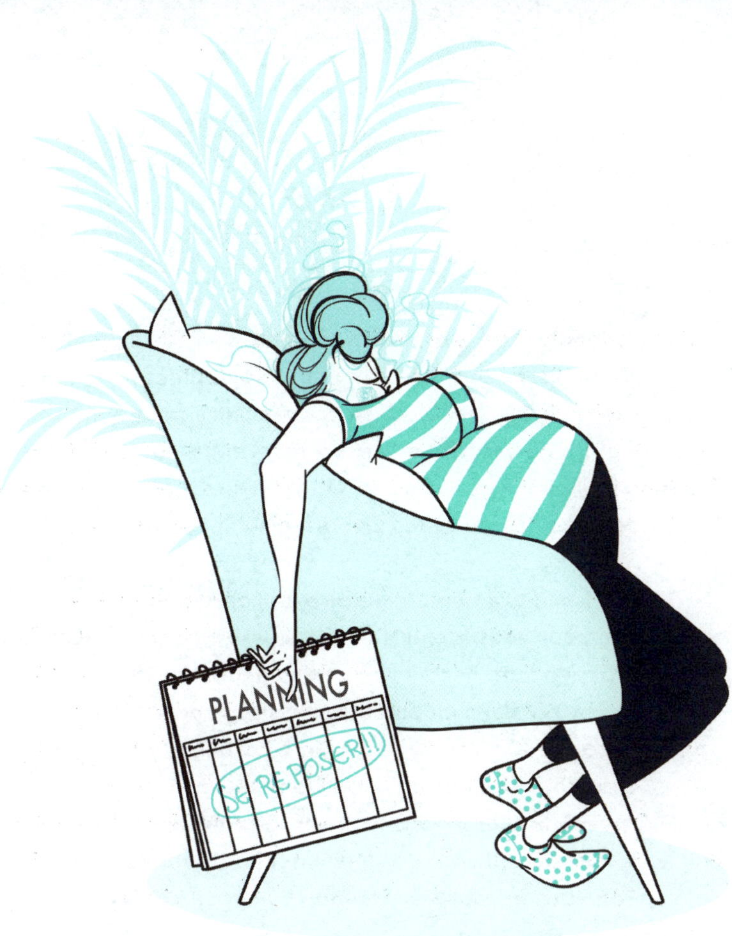

Acte 6

Le calendrier de la grossesse naturo

Par « calendrier de grossesse », on entend principalement rendez-vous médicaux et échographies. En France, le suivi médical est très encadré pour assurer un maximum de sécurité à la femme enceinte et à son bébé. Cependant, il convient à chaque femme, voire à chaque couple, de composer avec le calendrier qui lui convient.

Il n'y a pas d'examen obligatoire à proprement parler. Personne ne peut vous forcer à les faire, votre corps n'appartient qu'à vous. Cependant, certains examens peuvent vous permettre de rentrer dans un parcours de soins remboursé par la Sécurité sociale, d'avoir droit à certaines prestations, de pouvoir vous inscrire à la maternité, etc. Le corps médical doit vous exposer les différents examens existants, leur déroulement et leur intérêt. L'important est que l'on vous propose et non que l'on vous impose.

Un calendrier de grossesse naturo, c'est un calendrier complet ! Vous y retrouverez le suivi médical proposé, les changements à prévoir (physiquement, mentalement, énergétiquement...), le développement du bébé et des conseils en naturopathie.

Où en suis-je dans ma grossesse ?

Entre les semaines d'aménorrhée et les semaines de grossesse, il y a de quoi se perdre !

Les semaines de grossesse (SG) se calculent à partir de l'ovulation, qui correspond environ au moment de la rencontre entre un spermatozoïde et un ovule. On estime, en France, qu'une grossesse dure 39 SG.

Les semaines d'aménorrhée (SA) sont les semaines sans règles. Le décompte de la grossesse commence au premier jour des dernières règles. On ajoute deux semaines supplémentaires (partant du principe que l'ovulation se produit quatorze jours après le début des règles) par rapport aux semaines de grossesse. Une grossesse revient donc à 41 SA. C'est le mode de calcul privilégié par le milieu médical.

Dans d'autres pays, le nombre de semaines d'aménorrhée est différent. En Belgique comme au Canada et au Royaume-Uni, on considère qu'une grossesse dure 40 SA. En médecine traditionnelle chinoise, on estime qu'une grossesse dure dix mois lunaires, un mois lunaire étant égal à quatre semaines.

Voici un tableau pour vous repérer pendant votre grossesse ! Vous verrez que certains mois de grossesse comportent quatre semaines et d'autres cinq.

1er trimestre															
SA	1	2	3	4	5	6	7	8	9	10	11	12	13	14	15
SG			1	2	3	4	5	6	7	8	9	10	11	12	13
Mois			1	1	1	1	2	2	2	2	3	3	3	3	3

2e trimestre													
SA	16	17	18	19	20	21	22	23	24	25	26	27	28
SG	14	15	16	17	18	19	20	21	22	23	24	25	26
Mois	4	4	4	4	5	5	5	5	5	6	6	6	6
3e trimestre													
SA	29	30	31	32	33	34	35	36	37	38	39	40	41
SG	27	28	29	30	31	32	33	34	35	36	37	38	39
Mois	7	7	7	7	8	8	8	8	9	9	9	9	9

1er mois de grossesse (de 1 à 6 SA/de 1 à 4 SG)

Votre bébé : quelques jours après la fécondation, il y aura la nidation. L'œuf fécondé va faire son nid dans la muqueuse utérine. L'embryon se développe très rapidement et son cœur commence à battre, vers la 5e SA. En énergétique, on dit que c'est la période pendant laquelle l'âme décide de s'incarner ou non (soit ce n'est pas le bon moment, soit elle a déjà rempli sa mission de vie en quelques semaines… plusieurs interprétations sont possibles.) L'énergie de la vésicule biliaire gouverne et c'est l'organe de la décision et des choix.

Vous : vous ne savez pas forcément que vous êtes enceinte, mais votre corps commence à changer. Vous pouvez ressentir de la fatigue, avoir la peau sèche, avoir les seins lourds et sensibles, être sujette à des nausées voire des vomissements, ou être prise de vertiges. Vous avez peut-être remarqué que vous étiez facilement distraite ces derniers temps et que votre mémoire vous jouait des tours ? C'est souvent un bon indice de grossesse !

Alimentation : faites le plein de légumes et fruits frais pour p
de leurs vitamines et d'aliments riches en zinc, en vitamine
vitamine B6. Mangez des protéines à chaque repas, pense
algues qui en sont riches. Soyez vigilante concernant la toxoplasmose et la listériose (jusqu'à la fin de votre grossesse).

Autres conseils naturo : prêtez attention à votre environnement, aux ondes et aux perturbateurs endocriniens. Buvez de l'eau peu minéralisée. Ne buvez plus d'alcool, limitez le café à une tasse par jour ou remplacez-le par de la chicorée, du yannoh® (une alternative au café à base de céréales) ou des infusions (attention aux plantes déconseillées pendant la grossesse). Adaptez les produits que vous utilisez dans votre salle de bains.

Le point litho

En technique vibratoire, Émilie Vagner[16] vous conseille d'écouter votre intuition et d'observer le grenat almandin. Cette pierre apporte de l'ancrage et permet de se relier au chakra racine. Elle sera un accompagnement idéal lors des méditations.

Divers : prenez rendez-vous avec votre médecin ou votre sage-femme pour confirmer votre grossesse par une prise de sang et discuter de la pertinence d'une cure de vitamines prénatales. Réfléchissez au suivi de grossesse dont vous aimeriez bénéficier. Commencez l'écoute de podcasts sur la grossesse et la parentalité comme *La Matrescence*, *Bliss Stories*, *Quantik Mama*, *Interlune*, *Papatriarcat*... Si vous souhaitez écouter des podcasts axés sur la naturopathie ou les médecines traditionnelles, vous devriez trouver votre bonheur avec *Healthy Living*, *Le Podcast ayurvéda par Nath et Lauren*, *Métamorphose*, *À votre pleine santé*.

16. Émilie Vagner est naturopathe et conseillère en lithothérapie. C'est elle qui a fourni les recommandations en cristaux que vous trouverez dans cet acte.

2e mois de grossesse (de 7 à 10 SA/de 5 à 8 SG)

Votre bébé : tous les organes se développent et l'embryon s'allonge de plus en plus. La tête est plus grande que le reste du corps. Il commence à bouger, mais vous ne le sentez pas encore.

Vous : tous les signes sont bien présents, plus ou moins intenses. Fatigue, nausées, vomissements, émotions sens dessus dessous... Faites-vous accompagner si besoin pour trouver des moyens de vous sentir mieux. Votre ventre peut commencer à s'arrondir, surtout si ce n'est pas votre première grossesse.

Alimentation : consommez des protéines, des aliments riches en fer et en vitamine B9. Évitez les aliments piquants. Veillez à avoir un bon apport en oméga 3.

Autres conseils naturo : faites attention à votre pratique sportive (reportez-vous aux conseils de l'acte 4 sur les sports déconseillés et les activités à favoriser), buvez des boissons chaudes, entourez-vous de personnes chaleureuses. Le choc de l'annonce de la grossesse est passé et des émotions contradictoires peuvent apparaître, les fleurs de Bach peuvent vous aider pour cela. Vous pouvez d'ores et déjà commencer des cours de yoga prénatal. Instaurez des moments consacrés à votre bien-être physique et mental dans votre emploi du temps.

Divers : votre médecin ou votre sage-femme vous donnera un formulaire de déclaration de grossesse à envoyer à l'Assurance maladie et à la CAF[17]. Cette démarche peut également s'effectuer en ligne. Vous recevrez en retour des informations sur la grossesse, sur le congé maternité, un calendrier... Si vous souhaitez bénéficier d'un accompagnement en haptonomie pour la préparation à l'accouchement, je vous conseille de réserver rapidement, les places partent vite !

---

17. Caisse d'allocations familiales.

3e mois de grossesse (de 11 à 15 SA/de 9 à 13 SG)

Votre bébé : c'est désormais un fœtus ! Ses mouvements peuvent être perceptibles sous forme de bulles qui éclatent dans votre ventre, surtout si ce n'est pas votre première grossesse. Son visage prend de plus en plus une forme humaine. Il commence à répondre aux stimulations extérieures. N'hésitez donc pas à caresser votre ventre et à lui parler !

Vous : votre utérus a bien grandi. Pour le sentir, demandez de l'aide à votre médecin ou à votre sage-femme lorsqu'il en mesure la hauteur, chaque mois. Certains symptômes du premier trimestre peuvent disparaître comme la fatigue et les nausées (chouette !).

Alimentation : veillez toujours à l'équilibre de votre alimentation, en fractionnant vos repas si vous avez des nausées. Il est souvent mieux toléré de faire plusieurs petits repas sur la journée que le classique « petit déjeuner, déjeuner, dîner ». Voyez avec votre médecin ou votre sage-femme pour une prise de sang afin de vérifier d'éventuelles carences, notamment en fer. Si c'est le cas, augmentez la part des aliments riches en fer et envisagez une supplémentation. Si vous avez des doutes sur l'alimentation pendant la grossesse et les compléments alimentaires, commencez un suivi avec une naturopathe, si possible spécialisée dans l'accompagnement de la femme enceinte.

Autres conseils naturo : si ce n'est pas déjà fait, vous pouvez commencer un journal de grossesse dans lequel vous raconterez votre premier trimestre. Un tiers de la grossesse est déjà passé ! N'hésitez pas à vous prendre ou à vous faire prendre en photo pour immortaliser votre ventre qui s'arrondit joliment ! Planifiez vos moments d'exercices physiques. Pourquoi ne pas prendre une carte de plusieurs entrées dans une piscine ?

Divers : vous pouvez bénéficier d'une première échographie. Le risque de fausse couche durant le premier trimestre étant terminé, la fin du 3e mois signifie pour beaucoup de femmes l'annonce à l'entourage personnel et professionnel.

4e mois de grossesse (de 16 à 19 SA/de 14 à 17 SG)

Votre bébé : ses mouvements s'intensifient et des petits coups peuvent être perçus. Les battements de son cœur sont plus forts et peuvent être entendus avec un stéthoscope. Le fœtus peut avoir le hoquet, car il ingurgite beaucoup de liquide amniotique. En énergétique, c'est le mois de l'incarnation de l'esprit.

Vous : vous êtes dans votre deuxième trimestre ! La plupart des femmes commencent à se sentir mieux. Vous pouvez vous sentir serrée dans vos habits et les vêtements de grossesse sont une solution. Si vous souhaitez faire des économies et consommer écologique, équipez-vous à moindre coût sur les plateformes de revente comme Vinted ou Le Bon Coin, ou en partageant votre dressing avec d'autres femmes enceintes. Vous pouvez commencer à vous sentir essoufflée, n'oubliez pas de vous poser pour respirer. En médecine traditionnelle chinoise, c'est le mois du triple réchauffeur. Cette entraille peu connue est responsable de la faculté à brûler des calories. S'il y a une défaillance du triple réchauffeur, cela peut provoquer une prise de poids soudaine ainsi qu'une fatigue postprandiale (après les repas).

Alimentation : si vous avez des pulsions sucrées, tournez-vous vers les fruits, les dattes, les oléagineux ou le chocolat noir. Favorisez les protéines végétales, notamment le soir. Diminuez les céréales à gluten pour privilégier le riz, les pommes de terre, le quinoa, le sarrasin, le millet…

Autres conseils naturo : si vous le pouvez financièrement (ou alors si votre entourage souhaite vous faire un cadeau), envisagez un forfait pour vous faire masser une fois par mois, ou une fois de temps en temps. Octroyez-vous des siestes. Une cure de probiotiques peut être conseillée. Prenez l'habitude de dormir sur le côté gauche afin de libérer votre veine cave.

Le point litho

Pour ce deuxième trimestre, entourez-vous de pierres comme la citrine ou la calcite miel. Cela vous aidera à vous concentrer sur votre plexus solaire et votre capacité à rayonner.

Divers : si vous le souhaitez, vous aurez votre visite mensuelle prénatale. Commencez à réfléchir, si ce n'est pas encore fait, au type de préparation à l'accouchement et d'accouchement en lui-même que vous souhaitez et contactez les personnes concernées.

5e mois de grossesse (de 20 à 24 SA/de 18 à 22 SG)

Votre bébé : il joue de plus en plus avec ses mains et ses pieds (les fameux coups que vous ressentez). Sur certaines échographies, on peut voir le bébé en train de sucer son pouce ! À la fin du 5e mois, son corps se couvre de vernix, une couche protectrice grasse et blanchâtre qu'il pourra avoir encore à la naissance (et qui n'est pas à enlever !) et il ouvre les yeux. Le goût de votre bébé se développe et il apprécie quand le liquide amniotique a une saveur sucrée !

Vous : vous voilà à un peu plus de la moitié de votre grossesse, le temps file n'est-ce pas ? (Il passera encore plus vite quand bébé sera là !) Votre grossesse est évidente aux yeux de tous, votre ventre est bien arrondi et votre utérus commence à pousser les autres organes pour prendre sa place ! Le poids commence à se faire sentir au niveau du pubis et du dos. Vous pouvez expérimenter des difficultés respiratoires et des régurgitations ou des remontées acides, dues à la compression de l'estomac. Vous ressentez quotidiennement les coups de votre bébé. Vous pouvez commencer à avoir du colostrum qui s'écoule de vos seins, qui se préparent à produire du lait.

Alimentation : même si votre bébé en apprécie le goût, faites attention au sucre. La plupart des diabètes gestationnels sont dépistés vers le 6e mois. Prêtez attention à l'index glycémique et à la charge glycémique des aliments, et évitez les sucres raffinés. Si vous avez envie d'un gâteau au chocolat, pourquoi ne pas tenter un brownie à base de haricots rouges ou un brownie cru avec des dattes et du cacao ?

Autres conseils naturo : si vous restez longtemps debout ou si vous faites un effort, vous pouvez avoir des contractions. Soyez à l'écoute de votre corps et n'hésitez pas à faire des siestes (je me souviens que je faisais des siestes dans les toilettes de mon travail, je réglais le minuteur sur 30 minutes sur mon téléphone et j'étais en meilleure forme l'après-midi). Tous les sens de votre bébé sont en éveil, n'hésitez pas à interagir avec lui. Faites tous les jours des bascules du bassin sur une *Swiss ball* ou bien en faisant la posture du pont. Vous pouvez également commencer à consulter un ostéopathe ou un chiropracteur (je trouve qu'une visite par mois à partir du 5e mois est un bon rythme). Si vous recherchez une pierre symbole de l'amour inconditionnel que vous portez déjà à votre bébé, tournez-vous vers le quartz rose.

Divers : si vous avez choisi l'haptonomie comme méthode de préparation à l'accouchement, le premier cours se déroule généralement pendant ce mois. C'est aussi le mois de l'échographie du deuxième trimestre. Si vous souhaitez connaître le sexe de votre bébé, c'est le moment !

6e mois de grossesse (de 25 à 28 SA/de 23 à 26 SG)

Votre bébé : il reconnaît votre voix et celles de votre entourage que vous voyez régulièrement. Il perçoit quelques différences entre le jour et la nuit (mon conseil : dès la grossesse, prenez l'habitude de tamiser les lumières le soir et la nuit et de chuchoter). À la fin du 6e mois, votre bébé acquiert un réflexe vital : pleurer. Ce sera son moyen de communication à la naissance.

Vous : les troubles de la mémoire et de l'attention du premier trimestre peuvent revenir. Vous pouvez deviner la position de votre bébé suivant les coups et l'aspect de votre ventre. Vous pouvez ressentir des contractions, mais elles doivent être irrégulières et sans douleur. Si ce n'est pas le cas, consultez votre médecin ou votre sage-femme rapidement.

Alimentation : limitez les aliments contenant du gluten, faites des repas légers quitte à les fractionner. Enrichissez votre alimentation en protéines et en oméga 3. Si vous aviez un taux bas de ferritine (qui est la réserve en fer), augmentez davantage la part d'aliments riches en fer tout en consommant des aliments riches en vitamine C. Faites le plein d'aliments riches en oméga 3. Continuez à bien boire.

Autres conseils naturo : hydratez bien votre corps, surtout le ventre, avec de l'huile d'amande douce ou du beurre de karité. Pratiquez des respirations matin et soir. Lisez le livre de Julia Simon *Bien vivre le quatrième trimestre au naturel*[18]. C'est un ouvrage avec de très bons conseils pour le troisième trimestre et l'après-accouchement. *Le Mois d'or*[19], de Céline Chadelat et Marie Mahé-Poulin, est également riche en informations. En médecine traditionnelle chinoise, l'énergie du poumon prédomine lors de ce 6e mois. Prenez le temps de faire des respirations et d'aller respirer dans la nature, cela renforcera l'énergie vitale du bébé.

---

18. First Éditions.
19. Éditions Presses du Châtelet.

Divers : vous pouvez commencer à réfléchir à ce que vous voulez mettre dans votre valise maternité (l'acte 9 y est consacré) et aux équipements nécessaires pour votre bébé. Vous pouvez rédiger une liste de naissance et la communiquer à votre entourage. Réfléchissez également au mode de garde que vous souhaiteriez pour votre enfant et commencez les démarches (congé parental, crèches, assistantes maternelles…).

7e mois de grossesse (de 29 à 32 SA/de 27 à 30 SG)

Votre bébé : il commence à se sentir à l'étroit et il peut moins bouger, mais vous devez le sentir quand même tous les jours (si ce n'est pas le cas, consultez en urgence). Tout ce que vous mangez impacte le goût du liquide amniotique et peut influencer ses préférences culinaires après la naissance. En ayurvéda, on dit que c'est le mois où les *doshas* de l'enfant (ses formes d'énergie vitale) se différencient de ceux de sa maman.

Vous : le dernier trimestre commence ! Vous pouvez à nouveau vous sentir fatiguée. Votre ventre pèse encore plus lourd et vous pouvez avoir des douleurs ligamentaires, dans le dos…

Alimentation : conservez la bonne habitude de manger des fruits et légumes frais pour faire le plein de vitamines et minéraux. Veillez toujours à un bon apport en protéines, y compris végétales. Dînez au moins deux heures avant le coucher pour limiter les gênes digestives. Évitez les boissons gazeuses, les aliments acides et très épicés.

Autres conseils naturo : la naissance approche et c'est le bon moment d'envisager la sophrologie ou l'hypnose si vous avez des appréhensions par rapport à l'accouchement. Lisez la bande dessinée de Lucile Gomez *La Naissance. Découvrez vos super pouvoirs* (tome 1). Elle y raconte, avec beaucoup d'humour et de légèreté, la physiologie de la naissance et à quel point le corps féminin e fantastique. Reposez-vous le plus possible. Immortalisez vot grossesse avec une séance photo chez un professionnel si vous en avez envie, cela vous fera de belles photos souvenirs et vous remplira de joie ! Si vous avez la possibilité, organisez cette séance en extérieur pour vous connecter à la nature.

Le point litho

Pour entamer votre dernier trimestre, observez l'obsidienne céleste. Cette pierre a la capacité de vous inspirer un ancrage profond et, en même temps, de vous relier à ce qui est plus grand que vous.

Divers : les cours de préparation à l'accouchement commencent. L'échographie du troisième trimestre a lieu entre la fin de ce mois et le début du 8e mois. Réfléchissez à votre post-partum, vos lectures ont pu vous aider à déterminer ce que vous voulez faire. Souhaitez-vous faire appel à une doula ? Avez-vous identifié les personnes qui pourront vous aider les premières semaines pour cuisiner, faire le ménage, vous soutenir, garder votre bébé si besoin ? Il y a plusieurs questions à se poser pour pouvoir profiter le plus sereinement possible du mois d'or (les quarante jours après l'accouchement). Commencez à cuisiner et à congeler des plats destinés à votre post-partum. Constituez-vous des stocks avec des produits surgelés ou en faisant appel à votre entourage.

8e mois de grossesse (de 33 à 36 SA/de 31 à 34 SG)

Votre bébé : généralement votre bébé est positionné tête en bas. Il a pratiquement fini sa croissance, s'il naît à la fin du mois il ne sera pas considéré comme prématuré. Les poumons finissent leur développement et votre bébé s'entraîne à respirer, ce qui peut lui donner le hoquet ! Vous pouvez le sentir, mais n'ayez crainte, il n'y a pas de danger ! Si cela vous gêne ou vous réveille la nuit, parlez à votre bébé en caressant votre ventre. Vous pouvez aussi essayer de boire un verre d'eau ou d'écouter de la musique.

Vous : vous avez peut-être le sentiment que vous allez imploser tellement votre ventre a grossi ! Il est souvent difficile d'être patiente entre le mal-être physique (et parfois mental) et l'excitation à l'idée de rencontrer bientôt votre enfant. Vous avez sans doute envie de faire pipi régulièrement, votre bébé appuyant sur votre vessie.

Alimentation : consommez des aliments riches en magnésium. Fractionnez encore vos repas si vous avez des remontées acides ou des régurgitations, et évitez les aliments trop chauds, trop froids, épicés et acides.

Autres conseils naturo : continuez à vous reposer dès que possible et à bouger votre bassin. Pour apaiser votre esprit, finissez votre valise maternité et les préparatifs pour l'arrivée de bébé. Les fleurs de Bach sont très appropriées pendant cette période. Faites une séance d'ostéopathie ou de chiropraxie pour préparer votre corps à l'accouchement ou planifiez-la pour le mois prochain. Une cure de probiotiques est souvent conseillée pour peupler votre flore vaginale de bactéries amies en prévision de l'accouchement ! En médecine traditionnelle chinoise, l'énergie du rein gouverne pendant les deux derniers mois. Elle représente la force intérieure et la cohérence. Plus vous serez en accord avec vos valeurs, plus vous donnerez de l'énergie à votre bébé pour qu'il développe son individualité.

Divers : c'est le mois du rendez-vous avec l'anesthésiste à la maternité. Si vous avez fait appel à une doula, vous aurez la visite préparatoire du post-partum (qui peut aussi se faire au 7e mois). Si vous en bénéficiez et que vous souhaitez le prendre, votre congé maternité débute (vous avez la possibilité de décaler le congé prénatal pour allonger votre congé postnatal). Si vous aviez une carence en fer détectée plus tôt dans votre grossesse, voyez avec votre médecin pour refaire une prise de sang afin de savoir si la supplémentation a été efficace.

9e mois de grossesse (de 37 à 41 SA/de 35 à 39 SG)

Votre bébé : ding ! Votre bébé est prêt, il peut sortir à n'importe quel moment ! Ses organes sont fonctionnels. Il dort beaucoup en attendant de décider de son entrée dans le monde. Pour une première grossesse, le terme est très majoritairement dépassé. Rappelez-vous que la date de terme n'est qu'une date théorique et qu'il est possible que votre bébé reste encore un peu au chaud. Il naîtra au bon moment, pour lui.

Vous : vous respirez peut-être mieux si votre bébé est bien engagé vers la porte de sortie ! Cela n'empêche que vous vous sentez lourde et fatiguée. Courage, bientôt la délivrance (qui est d'ailleurs le terme réservé à l'accouchement du placenta) ! Les nuits sont souvent difficiles et rythmées par les insomnies et les allers-retours aux toilettes. Reposez-vous un maximum en journée.

Alimentation : mangez des repas légers et buvez beaucoup d'eau, en dehors des repas. Privilégiez toujours les aliments riches en magnésium.

Autres conseils naturo : vous pouvez commencer à boire trois à quatre tasses par jour de tisane de feuilles de framboisier pour préparer et ramollir votre col de l'utérus. Si vous avez pu tout préparer, ce mois est placé sous le signe de l'attente. Détendez-vous au maximum et multipliez les activités qui vous font du bien et qui sécrètent de l'ocytocine, comme les massages.

Le point litho

Pour le jour de l'accouchement, l'agate bleue dentelle pourra vous accompagner. Cette pierre, de par sa couleur bleue, rappelle les mouvements des vagues et l'élément eau ; ô combien symboliques lors de la naissance.

Divers : vous pouvez avoir rendez-vous avec votre médecin ou votre sage-femme pour ce dernier mois. Sinon, plus de démarches, juste à attendre ce moment qui changera votre vie ! Si vous avez souhaité en bénéficier, ce dernier mois peut être celui de votre *blessing way* (voir page 190) ou de votre *baby shower*.

Le quatrième trimestre

Le quatrième trimestre est le trimestre qui suit l'accouchement. Dans ce trimestre, il y a quarante jours charnières appelés le « mois d'or » (quel beau nom !). La maman est invitée à se reposer au maximum pendant ces quarante jours, à être allongée le plus possible et n'avoir qu'à s'occuper de son bébé. C'est son entourage qui s'occupe d'elle et de la maison.

Nous l'avons vu, ce quatrième trimestre se prépare dès la grossesse. Il sera plus difficile de l'organiser quand votre bébé sera là et, surtout, vous aurez besoin de vous reposer.

J'entends régulièrement cette phrase « Je ne veux pas demander de l'aide, je ne veux pas embêter les gens » ou alors « Je suis gênée de demander qu'on m'aide pour les repas, le ménage ou la lessive ». Il s'agit sans doute d'une croyance culturelle, mais je vous invite à vous poser la question suivante. Seriez-vous embêtée qu'une personne proche vous demande de l'aide parce qu'elle vient d'avoir un bébé ? Je doute que la réponse soit « oui ».

Très souvent, en l'absence de liste de naissance ou de consignes, les gens se tournent vers les vêtements ou les peluches, en guise de cadeau de naissance. Au-delà du fait que votre bébé n'a pas besoin d'une dizaine de doudous, il serait peut-être plus intéressant de recevoir des cadeaux pratiques qui vous aident réellement. Réfléchissez à la possibilité de demander à votre entourage de venir vous voir et rencontrer votre bébé avec un plat cuisiné ou de vous aider à plier du linge pendant la visite.

Pour une préparation complète, je vous invite à consulter une doula pour bénéficier d'une visite préparatoire du post-partum, qui peut se faire à distance. En attendant, voici les éléments que vous pouvez préparer, pendant votre grossesse, pour vous faciliter le quotidien une fois votre bébé dans vos bras :

- **Des repas adaptés au post-partum :** chauds, sains et réconfortants (que vous pouvez congeler) comme les bouillons, les soupes, les currys, les dhals, les gratins, les tajines...
- **Des collations spéciales allaitement :** *energy balls*, biscuits de lactation (qui se congèlent également).
- **Des compresses froides pour décongestionner votre périnée :** prenez des serviettes hygiéniques spécifiques maternité (qui sont épaisses et longues) et vaporisez dessus de l'hydrolat d'hamamélis, du gel d'aloe vera et deux gouttes d'huile essentielle de lavande vraie. Mettez-la au congélateur à plat. Procédez ainsi pour chaque serviette (vous pouvez en préparer une vingtaine) et une fois qu'elles sont bien froides, rangez-les au congélateur dans un sac congélation.
- **Un coin consacré à l'allaitement si c'est votre souhait :** avec un fauteuil confortable, un coussin d'allaitement, une table pour poser vos collations et une tisane.

- **Préparez des plantes pour faire des tisanes** (en herboristerie ou en vrac) :

  Spécial allaitement : anis, fenugrec, fenouil, carvi...

  Romarin : pour aider le foie à réguler le flux d'hormones.

  Badiane : pour faciliter la digestion.

  Mélisse : pour s'apaiser.

  Framboisier : pour aider votre utérus à reprendre sa place.

  Ortie piquante : pour reminéraliser votre organisme.

  Aubier de tilleul : pour limiter les douleurs des tranchées (les contractions utérines postaccouchement). À utiliser avec parcimonie, car il faut abattre tout l'arbre pour obtenir l'aubier.

- **La liste des personnes supports** que vous pourrez contacter pour vous aider.

- **Un mode de garde pour vos aînés,** si vous avez déjà des enfants (pendant l'accouchement et pour après).

- **Un bandage du bassin,** un soin Rebozo ou un massage. Si vous avez une doula, elle vous proposera plusieurs prestations adaptées au post-partum.

Focus :
le soin Rebozo

Ce soin, originaire du Mexique, a pour but d'honorer la femme. Pendant la grossesse, le corps de la femme a créé un enfant et il s'est ouvert pour la naissance.

Le soin, qui dure généralement trois heures, permet de détendre la maman physiquement, mentalement et émotionnellement, mais aussi de stopper les fuites énergétiques, dues à l'ouverture du corps.

Il se compose de trois étapes, articulées autour de temps d'échange :

- Un massage à quatre mains (il y a au moins deux praticiennes).
- Un bain chaud ou un hammam.
- Un resserrage, avec le tissu Rebozo, à sept points clés du corps : la tête, les épaules, le ventre, le bassin, les cuisses, les mollets et les pieds.

Le soin Rebozo permet de clore un cycle, de se recentrer sur soi et de reprendre connexion avec son corps et son énergie. Par essence, il peut donc convenir à toutes les femmes, même celles qui ne viennent pas d'accoucher. Certaines femmes désirent le recevoir après un mariage, un changement professionnel, un deuil, après la guérison d'une maladie...

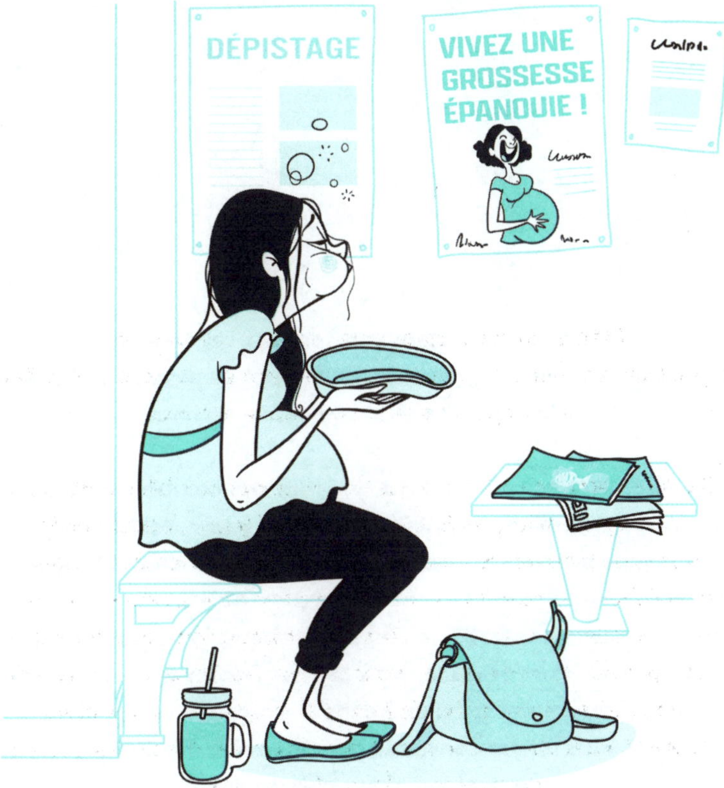

Acte 7

Les maux de la grossesse

Même en respectant son corps et ses besoins,
il peut arriver qu'une grossesse ne se déroule pas comme prévu et comporte son lot de désagréments.

Dans cet acte, vous trouverez une liste des troubles communs (non exhaustive, mais il faut dire qu'il y en a beaucoup !) que vous pouvez rencontrer pendant la grossesse ainsi que des méthodes naturelles pour les apaiser. « Naturelles » ne veut pas dire sans danger. Il y a bien évidemment des solutions que vous pouvez essayer seule, mais je vous encourage à consulter un professionnel spécialisé dans la grossesse au moindre doute. Il vaut mieux consulter pour rien que de passer à côté de quelque chose d'important.

Si vous êtes concernée par un trouble, tous les conseils ne sont pas à mettre en œuvre en même temps.
Prenez le temps d'observer ce qui fonctionne pour vous.

Les troubles gastro-intestinaux

La constipation

Beaucoup de femmes enceintes connaissent au moins un épisode de constipation pendant la grossesse. Les causes principales sont le manque d'activité physique, la compression de l'utérus sur les intestins et surtout… la progestérone ! Eh oui, cette hormone a plein de bienfaits pendant la grossesse (elle inhibe notamment les contractions utérines pour éviter un accouchement prématuré), mais elle a l'inconvénient de ralentir le transit.

- **Privilégiez une alimentation riche en légumes** (surtout verts), en fruits et en fibres.
- Pensez à bien vous **hydrater**, au moins 1,5 l d'eau par jour.
- **Faites réhydrater 2 ou 3 pruneaux dans un verre d'eau** le soir avant de vous coucher et consommez-les le matin (à éviter si vous avez du diabète ou un diabète gestationnel).
- **Relaxez-vous et dormez**. Un manque de sommeil ou un sommeil de mauvaise qualité peut engendrer de la constipation.
- **Faites de l'exercice :** en sollicitant les muscles de la sangle abdominale, vous aiderez votre transit intestinal.
- Buvez des **tisanes de mauve ou guimauve**, à raison de 3 tasses/j.
- Consommez du **psyllium** (voir page 54).

Les nausées et les vomissements

Souvent consécutives à un manque en vitamine B6, les nausées de grossesse touchent environ 70 % des femmes. On les appelle « nausées matinales » (car elles sont plus fortes avec l'hypoglycémie du matin), mais dans la réalité elles peuvent se déclencher à n'importe quel moment de la journée. Elles sont plus présentes pendant le premier trimestre mais peuvent aussi durer jusqu'à l'accouchement. Si vous vomissez après chaque repas ou chaque verre d'eau et que vous perdez du poids, parlez-en rapidement avec votre médecin ou votre sage-femme. Vous souffrez peut-être d'hyperémèse gravidique, une forme plus grave des nausées qui peut nécessiter une hospitalisation (c'est le trouble dont souffrait Kate Middleton, pendant ses grossesses).

- Prenez, en accord avec votre médecin, votre sage-femme ou votre naturopathe, **une supplémentation en vitamine B6**. Une supplémentation en vitamine B12 est indispensable en cas d'alimentation végétalienne, végétarienne ou flexitarienne.
- **Évitez les saveurs piquantes** (piment, ail, radis noir, moutarde...) et acides (vinaigre, condiments, jus d'orange...).
- **Fractionnez vos repas.**
- Si les odeurs vous donnent envie de vomir, **évitez la cuisine** et demandez à quelqu'un de cuisiner pour vous.
- **Buvez des tisanes** de camomille allemande, de racine de pissenlit ou de gingembre. Vous pouvez congeler ces infusions et les déguster en glace ; le froid peut apaiser les nausées.
- **Essayez les bracelets Sea Band® :** ce sont des bracelets d'acupression pour le mal des transports.
- **Faites une séance d'acupuncture,** d'hypnose (il peut y avoir une composante émotionnelle) ou de réflexologie plantaire.
- **Mettez quelques gâteaux secs sur votre table de nuit** et consommez-en un avant de vous lever le matin.
- **Versez 1 goutte d'huile essentielle de citron jaune sur une boulette de mie de pain** ou sur un comprimé neutre (qui se trouve en pharmacie). À consommer le matin avant le lever.
- **Versez de l'huile essentielle de citron jaune ou de gingembre dans un stick inhalateur** (qui peut s'acheter en pharmacie ou sur Internet, notamment sur aroma-zone.com). Respirez-le quand vous avez envie de vomir.
- **Diluez 1 cuil. à café de fleur d'oranger dans un fond d'eau.** Buvez-en au réveil, avant le déjeuner et avant le dîner.

Le ptyalisme

Le mot est souvent inconnu et pourtant beaucoup de femmes enceintes ont ce trouble. Il s'agit d'une production excessive de salive, souvent corrélée aux nausées et aux vomissements.

- **Consommez des plats chauds.**
- **Fractionnez vos repas.**
- **Faites des siestes,** reposez-vous (tant pis si votre oreiller se retrouve plein de salive dans un premier temps !).
- **Détendez-vous :** yoga, EFT, méditation…
- Mon astuce : **mangez des carottes crues !**

Les remontées acides

Les remontées acides, le reflux gastro-œsophagien, les brûlures d'estomac… Ces troubles ont tendance à aggraver les nausées et les vomissements. Ils sont la conséquence des hormones qui affaiblissent les ligaments maintenant le sphincter œsophagien. L'utérus et votre bébé exercent aussi une pression sur l'estomac.

- **Évitez les plats épicés,** gras et lourds (au revoir raclette !), les boissons gazeuses et les excitants (thé, café, chocolat).
- **Consommez les crudités en milieu de repas** (et non au début).
- **Fractionnez les repas.**
- **Buvez des tisanes de mélisse.**
- **Ne vous allongez pas directement après les repas.** Au contraire, allez marcher quelques minutes.
- **Ne portez pas de vêtements serrés** ou des ceintures.
- **Buvez 1 cuil. à soupe d'hydrolat de camomille romaine** en fin de repas.

Les troubles circulatoires

Les hémorroïdes

Situées au niveau de l'anus, elles sont liées à une moins bonne circulation sanguine et à la relaxine, l'hormone qui détend tout sur son passage. Elles sont aggravées par la constipation et sont fréquentes pendant la grossesse et après l'accouchement. Les hémorroïdes peuvent vous gêner et vous gratter. Elles peuvent aussi saigner. Elles peuvent sortir à la défécation et normalement, rentrent une fois que vos selles sont parties. Si ce n'est pas le cas, lavez-vous bien les mains et replacez-les à l'intérieur (qui a dit que la grossesse était synonyme de glamour ?).

- **Prévenez la constipation** (en suivant les conseils donnés précédemment).
- **Évitez les aliments épicés.**
- **Prenez des « douches écossaises » :** commencez par de l'eau tiède puis alternez avec de l'eau fraîche (en y allant progressivement). Finissez votre douche par de l'eau fraîche.
- **Imbibez des compresses d'hydrolat d'hamamélis** que vous positionnez ensuite sur l'anus. Vous pouvez congeler ces compresses pour qu'elles soient bien froides (dans ce cas, couvrez-vous bien).
- **Faites une séance d'acupuncture** ou consultez une homéopathe, qui peut élaborer un protocole spécifique.

Les jambes lourdes

Beaucoup de femmes enceintes sont sujettes aux jambes lourdes, voire aux œdèmes. Cela est d'autant plus fréquent si vous êtes enceinte pendant l'été. Quand j'étais enceinte, j'avais la sensation désagréable de ressembler au bonhomme Michelin !

- **Consommez des crudités,** du pollen frais et des aliments riches en vitamine C.

- **Buvez des infusions** de vigne rouge et d'hamamélis.
- **Appliquez un gel à base d'hamamélis** (à conserver au réfrigérateur pour l'effet glaçon), en partant des pieds et en remontant vers le haut de la jambe.
- **Faites-vous masser** par un professionnel.
- Terminez votre douche par **un filet d'eau fraîche** sur les jambes ou pratiquez la douche écossaise.
- Préparez, dans un flacon spray, **un mélange à parts égales d'hydrolat de menthe poivrée et d'hydrolat d'hamamélis** (à conserver au frais). Pulvérisez sur vos jambes dès que vous en avez besoin.
- **Nagez et marchez.**
- **Portez des bas de contention et des vêtements amples.**
- Évitez **la station debout, les bains chauds et d'être assise les jambes croisées.**
- **Surélevez votre matelas** au niveau des pieds et des jambes avec un oreiller ou une couverture.

Les varices

Les varices sont des dilatations anormales des veines et, malheureusement, cela arrive pendant la grossesse. Elles sont généralement situées sur les jambes mais peuvent aussi se produire sur la vulve ou le périnée, généralement à partir du deuxième trimestre.

- **Consultez un médecin** ou une sage-femme.
- **Appliquez les conseils pour les jambes lourdes.**
- **Buvez des tisanes d'ortie séchée** (et non d'ortie fraîche, qui peut occasionner des contractions).
- **Évitez de prendre l'avion** ou, si impératif, portez des collants de contention.

Les troubles gynécologiques

Les fuites urinaires

Pendant la grossesse, les muscles du périnée se détendent et l'utérus exerce une pression sur la vessie. C'est le combo gagnant pour les fuites urinaires, surtout si vous êtes prises d'un fou rire ou que vous éternuez !

- **Ne pratiquez pas le « stop pipi »**, qui peut entraîner des infections urinaires. On pense parfois, à tort, que pour muscler le périnée il faut s'entraîner à retenir l'urine aux toilettes. Cela va perturber votre réflexe de miction et votre capacité de continence.
- **Faites des séances de kinésithérapie** pour apprendre à faire travailler votre périnée. Vous pouvez déjà vous exercer à pratiquer seule, en faisant des exercices de Kegel. En voici un exemple, à pratiquer après être allée aux toilettes :

    Assise en tailleur, ressentez votre périnée, l'ensemble de muscles situé entre l'anus et votre sexe.

    Imaginez que vous vous retenez d'uriner et d'aller à la selle. Sans serrer le ventre, sentez comme une fermeture au niveau de votre vagin et de votre anus. Maintenez pendant 5 secondes, en inspirant.

    Relâchez doucement, en expirant, pendant 10 secondes.

  Vous pouvez faire 10 répétitions, 2 ou 3 fois par jour. Si vous ressentez des douleurs, cessez l'exercice et voyez avec un professionnel pour corriger votre posture si nécessaire.
- **Respectez les éléments clés d'une alimentation variée** et équilibrée, la prise de poids favorisant les fuites.
- **Ne négligez pas votre rééducation périnéale** après un accouchement (même par césarienne), car les fuites se produisent davantage quand ce n'est pas la première grossesse.

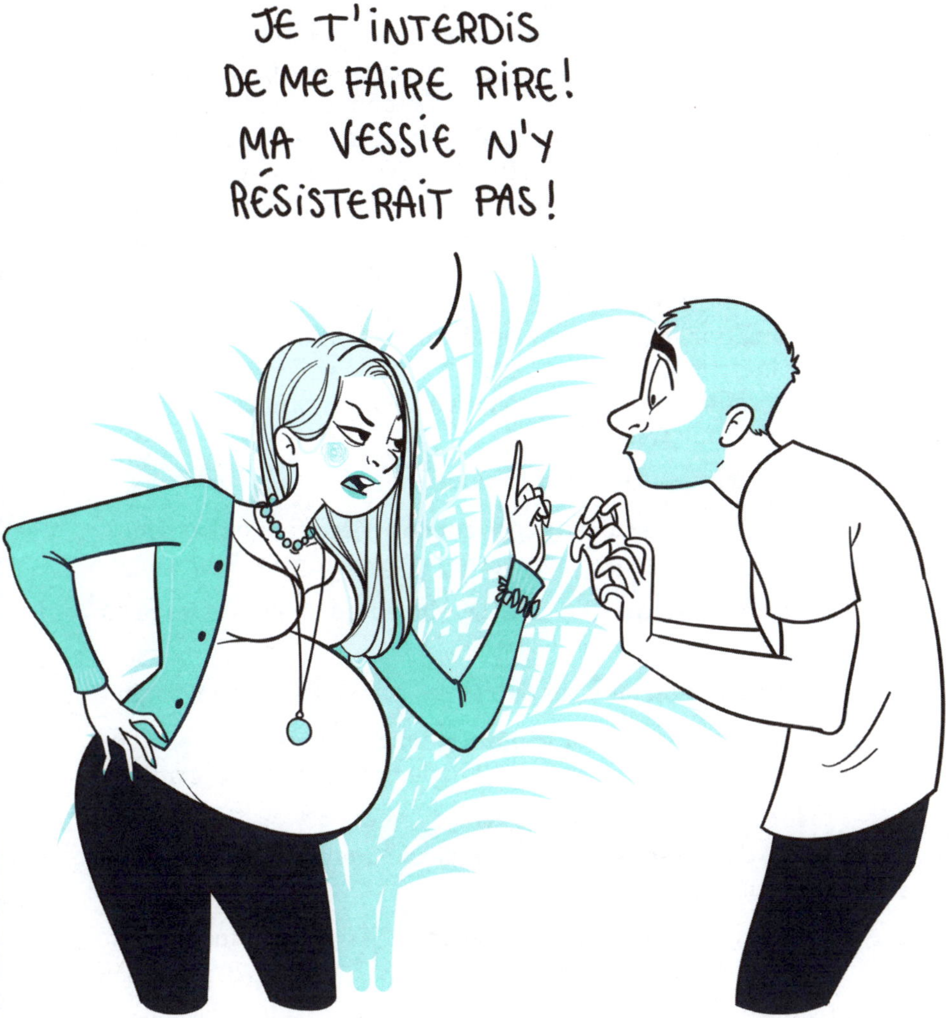
JE T'INTERDIS DE ME FAIRE RIRE! MA VESSIE N'Y RÉSISTERAIT PAS!

Les infections urinaires

Elles sont fréquentes pendant la grossesse et toucheraient environ 10 % des femmes. Les hormones agissent sur le tonus des voies urinaires, qui sont ainsi plus détendues. Cela permet une prolifération des bactéries. Vers la fin de la grossesse, il est plus difficile de vider tout le contenu de la vessie aux toilettes. L'urine stagnante est ainsi propice au développement des bactéries. Une infection urinaire se manifeste par une envie fréquente d'uriner mais avec des difficultés à le faire, voire des douleurs et une sensation de brûlure. On parle de « cystite » lorsqu'une inflammation de la vessie y est associée. Si vous pensez souffrir d'une infection urinaire, consultez tout de suite votre médecin car vous aurez peut-être besoin d'antibiotiques. Encore une fois, la prévention est de mise !

- Buvez au moins **1,5 l d'eau** par jour.
- Essuyez-vous, aux toilettes, **d'avant en arrière** pour ne pas contaminer votre vulve avec des bactéries du rectum et de l'anus.
- Évitez **les excitants** (thé, café), **les aliments à IG élevé** et **les plats épicés.**
- **Portez des vêtements amples** et des sous-vêtements en coton.
- **Ne pratiquez pas le « stop pipi »**, qui favorise les infections urinaires en laissant l'urine plus longtemps dans la vessie au lieu de l'évacuer.
- **Buvez des tisanes** de canneberge, de queues de cerise ou de thym citronné.
- **Ne pratiquez pas de douche vaginale** : le vagin est autonettoyant et cela déséquilibrerait sa flore.
- **Utilisez de l'eau pour votre toilette intime.** Votre vulve n'a pas besoin de savon (même ceux prétendument adaptés).
- **Urinez après un rapport sexuel**, pour éviter que les bactéries remontent jusqu'à la vessie.

- Évitez **les bains chauds, les jacuzzis...**
- En cas d'infection ou de cystite, buvez des **tisanes de piloselle.**

Les mycoses génitales

Quand un champignon décide de prendre ses quartiers dans votre flore vaginale ou intestinale, cela cause des dégâts : démangeaisons, rougeurs, pertes blanches plus abondantes et odorantes et douleurs. Consultez si vous pensez être concernée.

- **Diminuez les aliments à IG élevé et supprimez le sucre** pendant quelques jours.
- **Consommez des aliments lactofermentés** (choucroute, légumes et tofu lactofermentés, kéfir, cornichons, yaourts, pain au levain, miso...), qui contiennent des probiotiques.
- **Portez des vêtements amples et des sous-vêtements en coton.**
- **N'utilisez pas de savon** pour votre toilette intime.
- **Évitez les bains chauds.**
- Si les mycoses sont récidivantes, vous souffrez peut-être d'une **candidose** (prolifération du *Candida albicans*). Consultez un naturopathe pour une prise en charge personnalisée.

Les troubles dermato

Le masque de grossesse

Le masque de grossesse, aussi appelé « chloasma » ou « mélasma », apparaît généralement vers le deuxième trimestre et se caractérise par l'apparition de taches marron d'hyperpigmentation sur le front et parfois sur le reste du visage. Pour la plupart des femmes, cela disparaît après l'accouchement.

- **Consommez des aliments riches en antioxydants.**
- **Consommez des huiles vierges biologiques** de première pression à froid, riches en oméga 3.
- **Évitez de vous exposer directement au soleil.**
- **Prenez l'habitude d'utiliser une crème solaire** adaptée et de vous couvrir, notamment avec un chapeau à larges bords pour protéger votre visage.

Les vergetures

En matière d'élasticité de la peau, toutes les femmes ne sont pas à égalité. Certaines femmes, malgré une application régulière des conseils pour éviter les vergetures, vont en avoir. D'autres femmes, dont le ventre ne touchera pas une huile pendant neuf mois, en seront épargnées. En revanche, une chose est certaine : vous avez moins de risques d'en avoir si vous suivez quelques recommandations ! Et si votre peau garde quelques souvenirs de la grossesse, vous serez une superbe maman tigre !

- Buvez au moins **1,5 l d'eau** par jour.
- **Consommez des aliments riches en oméga 3** (poissons, huiles, oléagineux...).
- **Consommez des aliments riches en zinc** ou envisagez, avec un professionnel, une supplémentation.
- Appliquez, dès le début de votre grossesse et sur l'ensemble du corps (en particulier le ventre, les seins, les cuisses et les fesses), de **l'huile d'amande douce ou du beurre de karité.** Si vous n'en avez pas, filez en cuisine et badigeonnez-vous d'huile d'olive !
- À partir du 4e mois, appliquez 2 fois par jour le complexe **Stratégie anti-vergetures** de la marque Pranarôm® ou un équivalent.

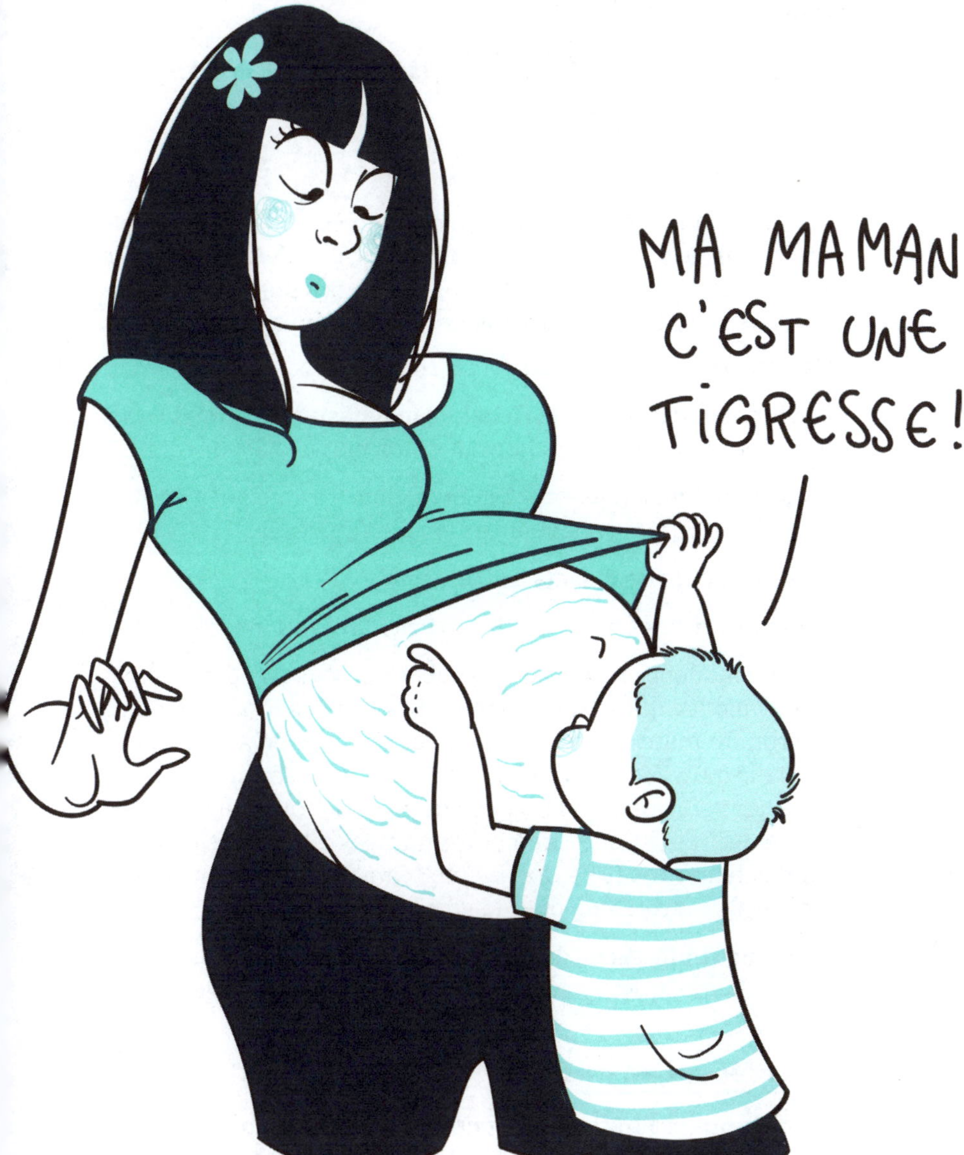
MA MAMAN C'EST UNE TIGRESSE !

Les troubles musculo-squelettiques

Les crampes

Elles surviennent généralement la nuit et peuvent être la conséquence d'un trouble circulatoire (dans ce cas, suivez les conseils pour les jambes lourdes), d'un trouble nerveux (l'utérus comprime certains nerfs) ou bien d'une carence en magnésium ou en calcium.

- **Mangez des légumes** et des fruits frais.
- **Consommez des aliments riches en magnésium** (légumes verts, germe de blé, oléagineux, chocolat noir à plus de 70 % de cacao...).
- **Consommez des aliments riches en calcium** (thym, algues, sésame, amandes, légumes secs, légumes verts à feuilles...).
- Faites une cure de **Plasma de Quinton®**.
- **Buvez des tisanes d'ortie**, riche en calcium et en magnésium.
- **Étirez-vous doucement avant le coucher.** Si vous avez des crampes dans le mollet, qui sont fréquentes, placez-vous face à un mur, à environ un mètre de distance et penchez-vous en avant, mains contre le mur. Vos talons restent au sol et vous sentirez un léger étirement sur toute la longueur du mollet. Vous pouvez aussi suivre des routines d'étirements adaptées à la grossesse (allez voir la chaîne YouTube Doctissimo Maman, pour y trouver des exercices de stretching pour la grossesse !).
- **Diluez de l'huile sèche de magnésium avec de l'eau** (à quantités égales) et appliquez en massage des orteils jusqu'aux genoux.

Les douleurs au dos

Le mal de dos est très courant chez la femme enceinte en raison du ventre qui grossit et qui a tendance à accentuer la cambrure dorsale.

- **Pratiquez une activité sportive** adaptée à votre condition (yoga, Pilates, natation...).
- **Faites des étirements** (sans forcer, car la relaxine vous rend plus souple que d'habitude). Pour le bas du dos, allongez-vous sur le dos et ouvrez les bras en croix. Ramenez les talons vers vos fesses et laissez tomber les genoux d'un côté, doucement. Respirez pendant plusieurs secondes dans cette position. Ramenez vos genoux au milieu, en douceur et si besoin en vous aidant de vos bras. Faites la même chose de l'autre côté. Si vous travaillez sur une chaise toute la journée, pensez à vous étirer de temps en temps en pivotant doucement le haut du corps d'un côté puis de l'autre.
- **Consultez régulièrement un ostéopathe** ou un chiropracteur.
- **Investissez dans une bonne literie** (ce conseil est aussi valable en dehors de la grossesse) et un coussin de grossesse.
- **Portez une ceinture de grossesse** qui soutient les lombaires (le bas du dos).

Les douleurs ligamentaires et pelviennes

Les douleurs pelviennes concernent la grande majorité des femmes enceintes. C'est un motif de consultation récurrent et qui est souvent peu pris au sérieux car considéré comme « normal » pendant la grossesse. Ces douleurs altèrent la qualité de vie et vous n'avez pas à vous en accommoder jusqu'à l'accouchement. Si les douleurs ligamentaires sont très fortes, il se peut que vous souffriez d'un syndrome de Lacomme. Cette maladie est peu connue en France, mais il est important que vous soyez suivie et que vos douleurs soient prises en compte.

- **Faites des séances d'ostéopathie,** de chiropraxie ou d'acupuncture.
- **Consommez des aliments riches en magnésium** (voire envisagez une supplémentation avec votre médecin ou votre naturopathe), en calcium et en potassium.

- **Ayez une alimentation équilibrée et variée** pour éviter une trop grande prise de poids.
- **Faites-vous masser.**
- **Reposez-vous** dès que possible.
- **Évitez de porter des charges lourdes et de marcher longtemps.**
- Appliquez les conseils pour les douleurs au dos.

Le syndrome du canal carpien

Ce syndrome concernerait 20 % des femmes enceintes, essentiellement à partir du troisième trimestre. Le nerf médian se trouve comprimé par les ligaments, ce qui occasionne des fourmillements (au niveau de l'avant-bras, du pouce, de l'index et du majeur principalement), des douleurs, des difficultés à attraper et à tenir des objets ainsi qu'une perte de sensibilité.

Ces signes sont surtout présents la nuit, ce qui peut engendrer des insomnies. Le syndrome disparaît normalement à l'accouchement. Si ce n'est pas le cas, consultez votre médecin traitant.

- **Dormez avec la main concernée surélevée.** Que vous dormiez sur le côté, sur le ventre ou sur le dos, positionnez un oreiller près de vous, sur lequel vous poserez votre avant-bras et votre main. Sinon, il existe aussi des attelles spécialement conçues pour le syndrome du canal carpien.
- **Consultez un acupuncteur.**
- **Appliquez des cataplasmes d'argile verte** sur le poignet et la main. Pour ce faire, versez de l'argile en poudre dans un récipient (évitez l'inox) et ajoutez de l'eau en filet jusqu'à obtenir une consistance épaisse. On trouve aussi de la pâte d'argile verte prête à l'emploi, d'Argiletz®. Posez cette pâte directement sur la zone douloureuse puis entourez d'une gaze. Faites une légère pression pour bien faire adhérer l'argile. Vous pouvez positionner une bouillotte sur la gaze pour apporter une source de chaleur. Retirez le cataplasme en vous rinçant à l'eau au bout

de 20 minutes (moins si vous vous sentez mal ou que l'argile est trop sèche).

- **Consommez des aliments riches en magnésium.**

Les autres troubles

L'anémie ferriprive

La carence en fer est commune chez beaucoup de femmes. Pendant la grossesse, le volume sanguin augmente et le taux d'hémoglobine doit suivre le rythme. Si ce n'est pas le cas, une anémie s'installe et avec elle son lot de complications. La carence étant dangereuse pour vous tout comme l'excès, il est impératif de faire une prise de sang avant de vous supplémenter. En attendant :

- **Adoptez une alimentation riche en fer.** Si vous êtes omnivore, variez les apports entre fer héminique (animal) et fer non héminique (végétal). Si vous êtes végétarienne ou vegan, pensez à bien incorporer des sources de vitamine C et de lactofermentation, qui permettront une meilleure assimilation du fer non héminique.
- **Buvez de la tisane d'ortie,** qui est riche en fer et autres minéraux.
- **Buvez de la tisane de feuilles de framboisier** (uniquement pendant le dernier mois de grossesse).

Si le besoin de supplémentation est validé par une prise de sang :

- **Favorisez le fer sous forme de bisglycinate** (je vous recommande celui de chez Vit'all+® ou de chez Solgar®) ou le complément liquide Floradix® (ou Floravital® en version vegan), de la marque Salus®, qui est très bien assimilé.
- **Consommez de la spiruline,** en gélules ou en comprimés.

Le diabète gestationnel

Le diabète gestationnel apparaît pendant la grossesse, généralement autour du deuxième trimestre. C'est un trouble de la tolérance au sucre qui a pour conséquence principale une augmentation de la glycémie. L'appellation « gestationnel » réside dans le fait que ce diabète est transitoire : il doit disparaître quelques semaines après l'accouchement. Si ce n'est pas le cas, c'est que la grossesse a révélé un autre diabète, de type 2.

Kézako : la régulation du glucose

Le corps dispose d'une hormone hypoglycémiante, l'insuline, et d'une hormone hyperglycémiante, le glucagon, qui sont toutes les deux produites par le pancréas.

L'insuline permet au sucre d'entrer dans nos cellules, où il sera transformé en énergie. Si l'insuline n'est pas assez sécrétée ou si le corps n'y est plus sensible, le glucose n'entre plus dans les cellules et s'accumule dans le sang, avec des conséquences qui peuvent être très graves.

Pendant la grossesse, les besoins et la sensibilité du corps à l'insuline varient. Lors de la première moitié de la grossesse, du 1er au 5e mois environ, le pancréas sécrète beaucoup d'insuline et le corps y est très sensible. Cela entraîne régulièrement des hypoglycémies, en particulier la nuit et au réveil.

Du 6e au 9e mois, la sensibilité du corps à l'insuline est diminuée, en raison des hormones sécrétées par le placenta. Il y a donc une résistance à l'insuline que le pancréas va chercher à compenser en produisant davantage de cette hormone.

Chez certaines femmes, le pancréas peut avoir du mal à fonctionner et à produire plus d'insuline. Le corps se retrouve donc en hyperglycémie, même en dehors des repas. Si cela devient constant, c'est un diabète gestationnel.

Plusieurs facteurs peuvent engendrer un diabète gestationnel, comme le surpoids, le manque d'activité physique, des antécédents familiaux de diabète de type 2, un antécédent de diabète gestationnel pour une grossesse précédente, avoir plus de 35 ans, avoir un SOPK[20]...

Le diabète gestationnel peut être asymptomatique ou présenter des symptômes comme la perte ou la prise de poids très rapide, une grande fatigue, une soif intense et des urines fréquentes et abondantes.

Pour diagnostiquer un diabète gestationnel, certains médecins prescrivent systématiquement le test d'hyperglycémie provoquée par voie orale[21]. Il consiste à ingérer une dose importante de glucose et à observer, *via* des prises de sang, la réaction du corps pendant 2 heures. À mon sens, c'est un test violent, que beaucoup de femmes ne supportent pas et elles finissent par vomir. D'autres médecins préfèrent demander une prise de sang et une analyse urinaire mensuelles et suivre l'évolution du poids de la patiente.

Si le diagnostic de diabète gestationnel est posé, un suivi avec un diabétologue ou un endocrinologue sera proposé. La première recommandation sera de suivre un régime alimentaire adapté. Certains hôpitaux proposent des consultations de diététique. Si cela ne suffit pas à stabiliser la glycémie, des piqûres d'insuline seront prescrites, d'où l'importance d'un suivi médical.

En naturopathie, en prévention ou en accompagnement parallèle en cas de diagnostic médical posé, l'accent est mis sur le fait d'apprendre à manger de façon saine et équilibrée, de connaître les notions d'index et de charge glycémique, et de savoir équilibrer des repas tout en se faisant plaisir :

- **Favorisez les aliments à IG bas** (notamment les légumes) et les aliments riches en magnésium, zinc, chrome et vitamine D, en fibres et en oméga 3.

---

20. Syndrome des ovaires polykystiques.
21. HGPO.

- **Évitez les graisses saturées et les aliments à IG élevé.**
- **Fractionnez vos repas** pour assurer une stabilité de la glycémie.
- **Pratiquez une activité sportive adaptée.**
- **Utilisez des outils pour la gestion du stress** (l'annonce et le suivi d'un diabète gestationnel peuvent être anxiogènes).

Les insomnies

Vous pouvez dormir comme un bébé et d'un coup... vous réveiller toutes les heures et avoir du mal à vous rendormir. Les insomnies sont courantes pendant la grossesse et peuvent être très déstabilisantes, surtout si vous n'avez jamais été confrontée à des troubles du sommeil.

- **Allégez vos repas du soir.**
- **Favorisez les aliments riches en tryptophane** (poisson, œuf, banane, dinde, dattes, ananas), un acide aminé qui intervient dans la production de l'hormone du sommeil, la mélatonine.
- **Vérifiez que vous consommez assez de protéines.**
- **Buvez une tisane** de 150 ml (pas question de passer la nuit à aller aux toilettes) une heure avant le coucher. Vous pouvez utiliser de l'hydrolat de fleur d'oranger, de la lavande ou des pétales d'oranger, à partir du 4e mois de grossesse, à diluer dans de l'eau tiède.
- **Consultez votre médecin** ou votre naturopathe pour envisager une supplémentation en magnésium et en folates.
- **Instaurez des rituels de coucher,** qui sont sécurisants : coucher à heure fixe, lecture, diffusion d'une huile essentielle, écriture...
- **Relaxez-vous :** yoga, méditation, respiration...
- **Faites des séances de sophrologie.**
- **Faites-vous masser,** par un professionnel ou votre partenaire, ou faites-le même seule, en automassage.

- **Diffusez de l'huile essentielle de lavande** vraie ou de mandarine avec un diffuseur à nébulisation, 30 minutes avant de vous coucher. Vous pouvez également verser une goutte d'huile essentielle dans un peu d'huile végétale et vous masser les poignets avec le mélange.
- **Utilisez des fleurs de Bach :** Rescue® Nuit (qui est un mélange adapté pour les problèmes de sommeil), Mimulus (si vous connaissez la raison précise de vos insomnies), Aspen (si vous avez des peurs mais qu'elles ne sont pas précises), Impatiens (si vous êtes excitée, à l'approche de l'accouchement par exemple), White Chestnut (si vous ruminez, ressassez des événements de la journée).
- **Discutez de vos peurs** ou de ce qui vous tracasse. Confiez-vous à des personnes de confiance.
- **Appliquez certains principes du feng shui :** ne placez pas votre lit face à une porte ou une fenêtre et n'accrochez pas de miroirs dans la chambre.

L'hypertension

Tout au long de votre grossesse et des examens médicaux, votre tension sera surveillée. En effet, une hypertension peut être le symptôme d'un trouble plus inquiétant. Pour autant, votre tension peut être ponctuellement élevée en raison d'un stress.

- **Identifiez les éléments stressants** de votre vie et voyez comment les éliminer ou comment mieux les appréhender.
- **Reposez-vous** dès que possible.
- **Pratiquez des techniques de relaxation :** yoga, méditation, respiration...
- **Réduisez les excitants** (café, thé, chocolat).
- **Consommez des aliments riches en tryptophane.**
- **Veillez à avoir un bon apport d'oméga 3** (poissons gras, oléagineux, huiles de lin, de colza, de chanvre, de noix...).

Les malaises

Ils se produisent plus généralement en début ou en fin de grossesse. Ils sont la conséquence d'une hypoglycémie, des changements hormonaux ou de la compression de la veine cave.

- **Évitez de sauter des repas** et de manger des aliments à IG élevé, pour assurer une glycémie constante.
- **Ne surchauffez pas votre maison** (19 °C dans la chambre, 20-21 °C dans les pièces à vivre).
- **Prenez le temps pour vous lever,** que ce soit de la position allongée ou assise.
- **Dormez sur le côté gauche** (pour libérer la veine cave), la nuit et pendant les siestes.
- **En cas de malaise, il faut surélever les jambes** et appeler les secours. Si vous êtes sujettes aux malaises, communiquez cette information à votre entourage.

Le rhume

Ce n'est pas un trouble spécifique de la grossesse, mais beaucoup de femmes enceintes se retrouvent enrhumées et sont persuadées qu'elles ne peuvent rien prendre pour se rétablir. Ce n'est pas tout à fait vrai, car des astuces naturelles existent (rappelez-vous que l'usage des huiles essentielles est, de façon générale, déconseillé pendant le premier trimestre). Cependant, en période de Covid-19, n'hésitez pas à consulter si vous avez un rhume, de la fièvre, une perte d'odorat, etc.

- **Mangez des aliments riches en vitamine C** et en zinc.
- **Prenez une supplémentation en vitamine D3** adaptée.
- **Utilisez les produits de la ruche :** propolis, gelée royale, miel.

- Utilisez, en diffusion pendant 30 minutes au maximum, des **huiles essentielles** de ravintsara, arbre à thé ou eucalyptus radié. À faire deux ou trois fois par jour en respectant les conseils page 121.
- **Faites des inhalations humides** d'eucalyptus radié ou d'arbre à thé. Faites chauffer de l'eau chaude jusqu'à frémissement et versez dans un bol. Ajoutez cinq gouttes d'huile essentielle et laissez agir 2 minutes. Puis couvrez votre tête avec une serviette ou un torchon propre et positionnez-vous au-dessus du bol, en fermant les yeux. Vous pouvez respirer ainsi pendant 10 minutes, 2 fois par jour. Attendez au moins 30 minutes, après l'inhalation, pour aller dehors.
- **Utilisez un spray de cuivre-or-argent** pour vous nettoyer le nez, plusieurs fois par jour.
- **Lavez-vous les mains** régulièrement et après chaque mouchage.
- **Aérez** votre logement 10 minutes matin et soir.
- **Reposez-vous.**
- Une fois le rhume passé, faites une cure de **Plasma de Quinton®** et discutez avec votre médecin ou votre naturopathe d'une éventuelle prise de vitamines prénatales.

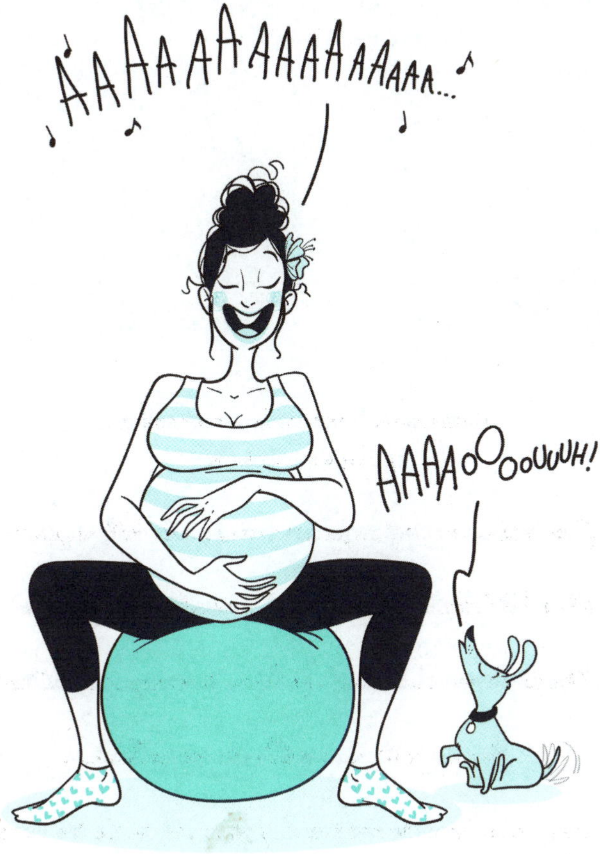

Acte 8

Préparer son accouchement

Avant de commencer ce chapitre,
quelques mantras :

« J'ai confiance : tout se passera comme cela doit se passer »

« Mon bébé décidera de naître au moment qu'il jugera bon »

« Donner la vie est naturel : je laisse mon corps me guider »

« Je suis prête à accueillir une nouvelle vie »

Sentez-vous libre de retenir ces phrases ou de les écrire,
de les avoir en tête pendant la lecture de ce chapitre,
pendant votre accouchement...

La peur d'accoucher

C'est sans doute la peur la plus présente chez les futures mamans. À mon sens, il est normal de ressentir de l'appréhension. Nous vivons dans un monde où la grossesse est très encadrée et où on la perçoit même comme une « maladie ». Pour assurer plus de sécurité, les femmes accouchent à l'hôpital, lieu où se rendent les personnes malades. Bien sûr, la médecine et la technologie ont permis de sauver des vies, de femmes comme de bébés. Mais dans tout ce processus, n'a-t-on pas oublié notre condition animale ? La femme est un mammifère qui, d'instinct, saura quoi faire pour accoucher de son bébé.

Vous n'en avez peut-être pas conscience, tout simplement parce que vous pensez avec votre néocortex, cette zone du cerveau propice à la réflexion et à l'analyse. Pour accoucher, le néocortex est « débranché » afin de renouer avec les instincts primaires. Votre corps saura, vous pouvez lui faire confiance. Certaines femmes crient à l'accouchement, se mettent naturellement à quatre pattes, lèchent la tête de leur bébé quand il sort, ont envie de manger leur placenta... Tout cela n'est autre qu'une réaction primaire de mammifère donnant la vie.

S'informer sur l'accouchement, sur les préparations et sur ce qui peut se passer est votre droit. Ma seule constatation : quand on a trop d'informations, il est plus difficile de débrancher le néocortex et de renouer avec ses instincts.

Certaines femmes ont aussi peur de la douleur. Je ne vais pas vous mentir : accoucher peut faire mal. Mais c'est une douleur utile et je trouve que cela change tout. La douleur qui accompagnera vos contractions viendra et s'en ira, un peu comme une vague, et vous amènera votre bébé à la fin. Si vous vous laissez bercer par cette vague, cela sera beaucoup plus supportable et agréable que de lutter contre elle. Bien loin de l'idée qu'il faut accoucher dans la douleur, sachez que certaines femmes sont transcendées pendant leur accouchement, voire ont des orgasmes ! Le corps de la femme en travail libère tout un éventail d'hormones, dont les endorphines, qui sont des hormones antidouleur.

La péridurale

Péri *or not* péri ? Telle est la question que se posent beaucoup de femmes. L'important est que chaque femme puisse avoir le soutien nécessaire (sage-femme, doula, partenaire...) et la connaissance de ce qu'est la péridurale, de ses conséquences et de la procédure pour en bénéficier.

La péridurale est une technique d'anesthésie locale qui a pour but d'atténuer ou de supprimer (suivant le dosage) les douleurs liées à l'accouchement. La procédure consiste à injecter un produit anesthésiant entre deux vertèbres lombaires, dans l'espace péridural.

Un rendez-vous avec un anesthésiste est prévu dans le parcours de soins de la grossesse. Cette consultation est l'occasion de poser toutes vos questions et de prendre connaissance des protocoles de la maternité. Aller à ce rendez-vous ne signifie pas que vous serez obligée de prendre la péridurale, vous déciderez le moment venu.

Une péridurale peut être salvatrice, mais elle n'est pas anodine. Souvent, le travail ralentit une fois la péridurale posée. Vous n'aurez plus la possibilité de vous lever ou de bouger comme vous le souhaitez. Vous devrez rester sur le lit et on vous proposera la pose d'une sonde urinaire. Vous ressentirez moins, voire plus du tout, les contractions et l'envie de pousser au moment de l'expulsion. Il est possible que le rythme cardiaque du bébé ralentisse car la péridurale peut faire baisser la tension artérielle de la femme enceinte. L'accouchement sera davantage dirigé par l'équipe médicale. Enfin, la péridurale perturbe le cocktail d'hormones naturelles que le corps produit pour l'accouchement : ocytocine et endorphines, principalement. Le pic d'ocytocine de la naissance, participant à la création du lien mère-enfant, peut également être affecté.

Certaines femmes préfèrent prendre la péridurale rapidement pour ne pas avoir mal. D'autres attendent le plus longtemps possible avant de la demander. Encore d'autres femmes accouchent sans, pour toutes les raisons citées précédemment. Elles préfèrent opter pour un accouchement le plus naturel possible, et ne pas se priver des sensations. Elles ne souhaitent pas avoir de produits anesthésiants dans leur corps et dans le corps de leur bébé (même si une quantité infime de produit passe à travers le placenta car il s'agit d'une anesthésie locale).

Il n'y a pas de bon ou de mauvais choix. Il n'y a pas de compétition pour savoir qui a eu le meilleur accouchement ou qui a le plus souffert en serrant les dents (ce qui n'est d'ailleurs pas recommandé !). Chaque accouchement est unique et vous ferez de votre mieux, en fonction de vos capacités. Que vous accouchiez avec péridurale ou sans, par voie basse ou par césarienne, vous seule aurez accouché de votre bébé. Si ça, ce n'est pas être une héroïne, je ne sais pas ce que c'est !

Ma p'tite astuce

Si vous avez eu recours à la péridurale pendant votre accouchement et que vous êtes sensible à l'approche, consultez une praticienne en énergétique afin d'évacuer les « résidus » de cette anesthésie.

Les préparations à l'accouchement

Huit séances de préparation à l'accouchement sont prises en charge par la Sécurité sociale, si elles sont dispensées par une sage-femme ou un médecin. Un entretien prénatal précoce est proposé dès le 4e mois de grossesse pour permettre de définir les besoins en termes de préparation.

La préparation traditionnelle

La préparation classique débute vers le 7e mois et est très souvent encadrée par une sage-femme. Elle peut se pratiquer en groupe ou de manière individuelle, éventuellement dans une piscine. Huit thématiques y seront abordées : la mise en route du travail, uchement, les différentes poussées, l'allaitement, les suites uches, etc. Il y a beaucoup d'apports théoriques et quelques ratiques avec les respirations, les positions à adopter pour soulager des douleurs... Les partenaires peuvent parfois suivre certains cours. Si vous souhaitez accoucher à la maternité, certaines proposent des cours de préparation incluant la visite de la maternité. Cela permet de se familiariser avec les lieux.

Les préparations alternatives

Plusieurs préparations se distinguent de l'approche traditionnelle. Leur objectif est que vous appreniez à mieux vous connaître et à vous faire confiance. Une préparation naturopathique à l'accouchement puise ses principes dans différentes approches, pour être le plus holistique possible. Elle permet de vous préparer physiquement, mentalement, émotionnellement, énergétiquement... Vous pouvez ainsi combiner plusieurs préparations pour créer celle qui vous ressemble !

L'haptonomie

L'haptonomie est une technique par le toucher qui permet de communiquer avec le bébé à travers le ventre. Le lien affectif peut ainsi se créer dès la vie intra-utérine. Le partenaire est convié à l'ensemble des séances. Il n'y a pas d'ateliers d'haptonomie périnatale en groupe, c'est un moment intime.

Mon témoignage

Nous avions choisi, avec mon amoureux, l'haptonomie pour ma deuxième grossesse. Je n'avais pas pu suivre de préparation pour ma première car j'ai accouché prématurément. J'avais donc vraiment envie de créer un lien avec ma fille, encore dans mon ventre. J'ai beaucoup apprécié les séances, la bienveillance de la sage-femme et le fait que le papa soit présent à tous les rendez-vous.

> La sage-femme formée en haptonomie nous avait montré comment interagir avec notre fille par le toucher afin de créer et développer une communication sensorielle. Je le faisais déjà naturellement, car je parlais beaucoup à ma fille et je jouais avec elle grâce à des tapotements sur mon ventre, mais j'ai aimé avoir des suggestions et des astuces. Mon amoureux, qui s'était senti un peu mis de côté lors de la première grossesse, a pu participer et interagir avec notre fille, comme moi !
>
> La sage-femme nous avait également suggéré des mouvements doux et des paroles pour la guider vers la sortie, le jour de sa naissance, qui nous ont bien servi. Elle nous avait dit que les bébés « hapto » naissent souvent rapidement, en regardant partout autour d'eux remplis de curiosité... C'est exactement ce qui s'est passé pour la naissance de notre fille !

Le yoga prénatal

Si vous ne présentez pas de contre-indication à la pratique sportive, le yoga prénatal a l'avantage d'être une préparation à la fois physique et mentale. Un vrai allié pendant votre grossesse !

Les séances, qui durent généralement une heure ou une heure et demie, se déroulent en groupe et commencent par quelques minutes de relaxation. Des exercices sont proposés et sont bien évidemment adaptés à la grossesse : assouplissement du périnée, étirements doux, postures de yoga... Une grande attention sera apportée au périnée pour éviter, autant que possible, les déchirures et le recours à l'épisiotomie. Grâce aux exercices de respiration, votre esprit sera apaisé.

Si vous souffrez de certains maux de la grossesse, n'hésitez pas à en parler à votre professeur de yoga. Elle pourra vous donner des astuces comme certains étirements de la colonne vertébrale pour soulager les douleurs lombaires ou encore la posture de la torsion assise pour soulager les brûlures d'estomac.

La récupération en post-partum est souvent plus facile pour les femmes ayant fait du yoga prénatal, qui enchaînent parfois avec des cours de yoga postnatal.

Le chant prénatal

Michel Odent, gynécologue français et fervent défenseur de la naissance physiologique et naturelle, proposait déjà, dans les années 1970, à une professeure de chant, d'animer un atelier de chant prénatal qui a eu beaucoup de succès. L'élan était donné et la pratique s'est depuis développée. Ce n'est pas le mode de préparation le plus courant, mais il gagne à être connu ! Peu de sages-femmes le proposent et ce sont souvent des professeurs de chant qui animent les ateliers. De ce fait, ce n'est pas remboursé par la Sécurité sociale.

Le chant prénatal est un mode de préparation qui décontracte la future maman mais aussi le bébé ! Très tôt, il perçoit les différents sons et apprécie d'entendre de la musique et votre voix. Rassurez-vous, pas besoin de « savoir chanter », il n'est pas question ici de chanter juste ou non mais uniquement de vous faire du bien !

Les séances se déroulent le plus souvent en petits groupes, mais elles sont parfois proposées individuellement. Vous commencerez par réveiller votre corps et votre voix avec des exercices d'échauffement. Vous chanterez ensuite en suivant le rythme donné par l'animateur en variant les tonalités. Les sons aigus résonnent dans la partie supérieure du corps alors que les sons graves résonnent dans la partie inférieure et détendent le périnée. Vous mobiliserez votre diaphragme pour reprendre votre souffle. Vous laisserez ainsi sortir votre voix et ressentirez ses vibrations, qui vous donneront de la force lors de l'accouchement.

La méthode Bonapace

La méthode Bonapace consiste à redonner ou à donner confiance à la future maman et au partenaire en leurs capacités à donner naissance et à accueillir un bébé. Certains futurs parents angoissent beaucoup et ont peur de ne pas être capables d'accoucher pour la femme et de ne pas pouvoir être un vrai soutien pour le partenaire. C'est votre cas ? La méthode Bonapace pourra sans doute apaiser vos doutes.

Le focus est mis sur la douleur pour comprendre ses mécanismes d'action, son utilité et, surtout, comment moins la ressentir. Différentes techniques, applicables du début à la fin de l'accouchement, permettent de soulager la future maman :

- **Les massages :** notamment pour soulager les douleurs dorsales.
- **La stimulation des points gâchettes :** ce sont des points sensibles du corps, semblables aux points d'acupuncture. La partenaire pourra ainsi utiliser ses doigts (on parle de « digitopuncture ») pour soulager les douleurs grâce à des pressions sur les mains, les pieds...
- **La respiration :** plutôt que vous focaliser sur la douleur de la contraction, vous pourrez vous concentrer sur votre respiration.

Le rôle du partenaire est valorisé, en tant que soutien véritable de la femme enceinte pendant la grossesse et l'accouchement. Il y jouera un rôle actif au lieu d'être en retrait.

La sophrologie

La sophrologie est particulièrement recommandée aux futures mamans anxieuses ou souhaitant accoucher sans péridurale de manière sereine. Les séances peuvent démarrer dès le 4e mois. Si ce n'est pas une sage-femme sophrologue qui vous propose les séances, il n'y aura pas de prise en charge de la Sécurité sociale, mais certaines mutuelles remboursent la sophrologie.

Parole d'experte

Cindy Faro, naturopathe et sophrologue (@cindyfaro.naturo)

Pour votre grand jour, la préparation mentale sera le protocole le plus adapté pour vous accompagner. Au cours des séances, la sophrologue vous fera vivre les différentes phases de votre accouchement pour mieux appréhender le jour J :

- Le début des contractions.
- Le départ pour se rendre à la maternité.
- Le début du travail.
- La dilatation progressive du col.
- Les poussées.
- La descente du bébé.
- La première rencontre.

Pendant vos séances, vous apprendrez différents exercices de relaxation dynamique comme la contraction et le relâchement musculaire, ainsi que la respiration contrôlée. Pendant votre accouchement, vous pourrez reproduire ces exercices pour vous détendre, mieux appréhender la douleur et vous recentrer sur vos ressentis pour être pleinement présente.

Voici un exercice, que vous pouvez pratiquer pour vous sentir plus sereine. Entraînez-vous à le faire pendant votre grossesse pour le reproduire plus facilement le jour de l'accouchement.

Exercice du prana

- Imaginez des contractions, comme des vagues qui vont et viennent, tout en respirant doucement.
- Debout, vos pieds sont parallèles et écartés de la même largeur que le bassin. Le dos est droit, les épaules sont relâchées, les bras le long du corps. La tête est droite et les yeux sont fermés (vous pouvez les garder ouverts si cela vous est plus confortable).

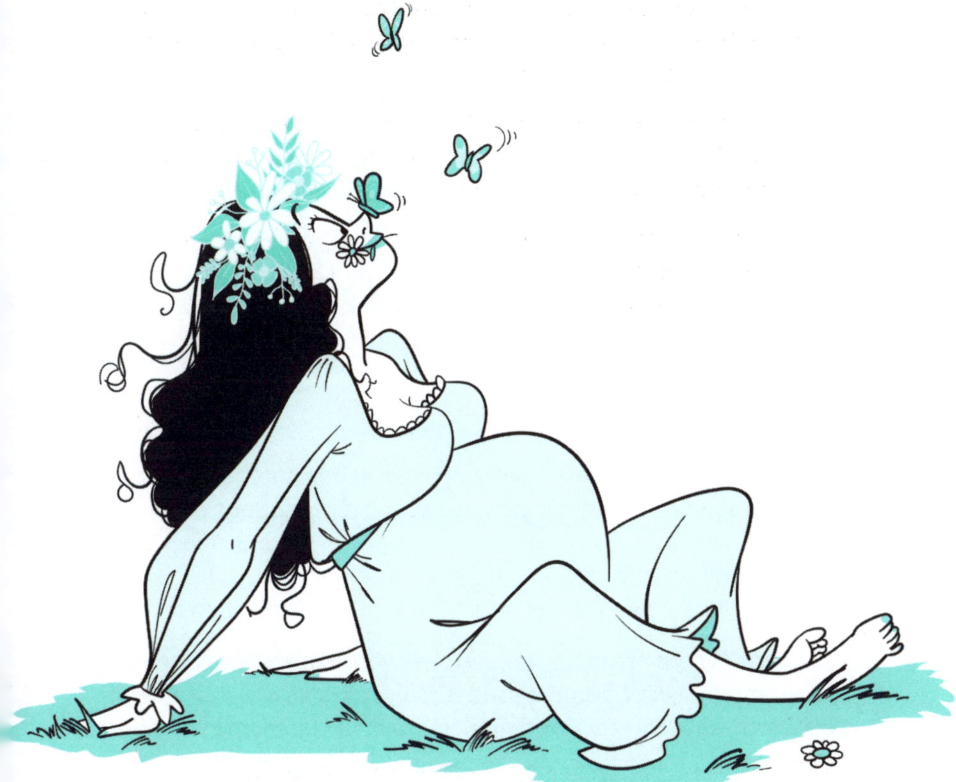

- Levez les bras en inspirant par le nez. Ramenez vos mains vers la poitrine, comme si vous serriez un coussin rempli de douceur et de sérénité.
- Laissez redescendre vos bras le long du corps, en soufflant fortement par la bouche.
- Sentez vos membres du haut relâchés et détendus. Ressentez cette légèreté dans le haut de votre corps. Prenez conscience de vos membres détendus.
- Recommencez deux fois de suite en reprenant une respiration naturelle entre chaque entraînement et en prenant le temps de ressentir une bulle de sérénité vous envahir.
- Prenez à présent conscience d'être sereine et de votre capacité à vous recentrer.

Le projet de naissance

Un élément que j'aime conseiller aux femmes enceintes est le **projet de naissance**. C'est un document que vous rédigez pour exprimer à l'équipe médicale vos souhaits concernant votre accouchement, la rencontre avec votre bébé et les premiers soins qui lui seront prodigués. Il peut s'écrire avec votre partenaire et votre sage-femme.

Pour écrire votre projet de naissance, je vous conseille de prendre votre temps. Il serait dommage de le rédiger à la va-vite dans la voiture, entre deux contractions ! Réfléchissez aux éléments suivants :

- Souhaitez-vous la présence de votre partenaire tout au long de l'accouchement et d'une tierce personne comme votre doula ?
- Envisagez-vous la péridurale ?
- Pendant le travail et l'accouchement, voulez-vous avoir la possibilité de vous mettre dans la position qui vous conviendra le mieux et non sur la table d'accouchement, les pieds dans les étriers, en position gynécologique ?

- Refusez-vous l'épisiotomie au profit d'une déchirure naturelle ?
- Quand l'accouchement se passe sans complication, les sages-femmes proposent parfois à la maman ou au partenaire de réceptionner le bébé à sa sortie. Si la situation se présente, aimeriez-vous le faire ?
- Souhaitez-vous attendre que le cordon ombilical ait fini de battre pour être coupé ?
- Voulez-vous proposer à votre bébé, dès sa naissance, une tétée de bienvenue ?

Vous pouvez trouver des exemples de projets de naissance sur Internet pour vous inspirer, ou bien déterminez vous-même vos questions au fil de vos lectures.

Témoignages

Priscillia, doula, créatrice des Ateliers Mèreveilleuses et maman de Jules, 5 ans, et de Célia, 3 ans (@les_ateliers_mereveilleuses) :

« Lors de la grossesse de mon deuxième enfant, j'ai ressenti l'envie de m'investir davantage et de choisir mon accouchement. L'élaboration d'un projet de naissance réfléchi et personnel m'est apparue comme indispensable pour mener à bien ce projet d'accouchement. En complément, j'ai choisi de suivre une préparation à l'accouchement centrée sur la physiologie de l'accouchement avec de la sophrologie et des ateliers de la méthode Bonapace.

Mon projet de naissance était axé sur un accouchement peu médicalisé et une volonté de créer un lien immédiatement avec mon bébé. Il a été respecté dans la mesure du possible : pas de proposition de péridurale et j'ai pu accoucher dans la position de mon choix. Surtout, j'ai pu avoir ma fille en peau-à-peau dès sa sortie et les soins ont été différés. L'équipe a soutenu la mise en place de l'allaitement, le premier bain a été retardé et c'est mon partenaire qui a pu l'habiller. Notre projet et notre accouchement étaient à notre image. »

Émeline, naturopathe et maman d'Augustin, né en janvier 2021 (@rallumons_les_etoiles) :

« Je n'avais jamais entendu parler de projet de naissance et j'ai découvert le concept au fil de mes lectures sur l'accouchement. J'ai pu ensuite définir les éléments importants qui allaient y figurer.

Mon projet a été respecté par l'équipe médicale tant que mon accouchement se passait de façon physiologique. Quand j'ai accepté de prendre la péridurale, l'accouchement a été médicalisé et mon projet a été un peu oublié. Cependant, je ne regrette pas de l'avoir rédigé, au contraire. Cela m'a permis de me projeter et de me renseigner. Je n'ai pas eu l'impression de "subir" mon accouchement, je comprenais les décisions des sages-femmes. »

Je vous invite à vous renseigner sur ce qui est proposé dans l'établissement où vous souhaitez accoucher et surtout à échanger avec le personnel médical pour créer du lien. Parfois les équipes ne prennent pas en compte le projet, voire ne le lisent pas. J'aime à penser que cela ne se produira pas si vous avez rencontré l'équipe au préalable et si vous avez rédigé votre projet de façon constructive et bienveillante. Votre projet sera rangé avec votre dossier médical, mais prévoyez d'avoir une copie avec vous le jour de l'accouchement.

Votre écrit n'est pas gravé dans le marbre. Vous avez le droit, même jusqu'à la dernière seconde, de changer d'avis par rapport à ce que vous avez écrit. Dans le même esprit, gardez en tête que votre accouchement peut ne pas se dérouler comme prévu. Je vous invite à visualiser ce que vous souhaitez mais à garder un esprit ouvert pour le jour J.

La préparation physique et mentale

Pendant le dernier mois, consommez des aliments riches en **magnésium** et buvez beaucoup d'eau (ou de tisanes), en dehors des repas. Je vous conseille de manger des repas **légers**, car accoucher après avoir consommé un gros plat de lasagnes n'est pas forcément agréable !

L'accouchement demande un effort considérable. Pendant les dernières semaines, alternez **exercices physiques doux** (yoga, natation, étirements…) et **repos**.

Je vous conseille également de boire des **tisanes de feuilles de framboisier**. Elles ont la vertu de préparer le col pour l'accouchement, de relâcher l'utérus et de rendre les contractions plus efficaces. D'expérience, cela fonctionne très bien sur certaines femmes et pas du tout sur d'autres. Vous ne perdez rien à essayer et le goût n'est pas désagréable ! Vous pouvez en trouver en magasin bio, en herboristerie et dans certaines (para)pharmacies. Vous pouvez commencer par boire deux tasses par jour à partir de la 37e SA (35 SG) pour habituer votre corps. Puis, à partir de la 38e SA (ou 36 SG), vous pouvez augmenter jusqu'à atteindre quatre tasses par jour (environ 1 l).

Remplissez votre corps d'**ocytocine**, l'hormone du bonheur. Pour cela, faites-vous masser, faites des câlins avec votre partenaire… Tout ce qui vous fait du bien !

La préparation énergétique et émotionnelle

Et si vous profitiez de ces derniers instants enceinte pour faire un **rituel** ? Je ne parle pas ici d'une routine sécurisante, mais d'une **cérémonie** que vous allez créer pour dire au revoir à votre grossesse et bonjour à votre nouvelle vie de maman. Ce rituel doit être composé uniquement d'éléments qui vous font du bien.

Vous pouvez pour cela vous installer confortablement, allumer une bougie, écouter de la musique douce et vous entourer de cristaux.

Émilie Vagner, conseillère en lithothérapie, propose aux futures mamans de laisser parler leur intuition et de choisir également un minéral pour leur futur enfant. Posez vos intentions pour cet accouchement, écrivez vos gratitudes et vos doutes. Soyez entière et sincère, c'est un moment juste pour vous.

Si vous souhaitez partager la fin de votre grossesse avec d'autres personnes, envisagez le ***blessing way***. Encore peu connu en France, c'est une tradition venant des Indiens navajos, d'Amérique du Nord. Cette cérémonie en l'honneur de la future maman, permet de célébrer le passage de la grossesse à la maternité. C'est un moment de bénédiction, de partages et de bienveillance. À la différence d'une *baby shower*, qui est plus centrée sur le bébé, le *blessing way* permet à la future maman de prendre du temps pour elle et surtout de laisser les autres prendre soin d'elle. Vous n'aurez rien à faire à part vous laisser porter et accepter de recevoir cet amour et ces ondes positives pour votre accouchement. Les éléments composant le *blessing way* sont à définir en fonction de vos goûts.

Il peut y avoir :

- Des massages.
- Une peinture sur le ventre.
- La création d'une couronne de fleurs.
- Un rituel avec des bougies.
- La préparation d'un autel s'il s'agit d'un accouchement à domicile.
- De la cuisine.
- Un tirage de cartes ou d'oracles.
- Des chants.
- Des mots à écrire pour vous encourager pendant l'accouchement...

Cette cérémonie est d'une puissance incroyable et permet de s'entourer, énergétiquement et émotionnellement, d'ondes positives et bienveillantes.

Finalement, le but n'est pas de vous préparer à l'accouchement. Il s'agit plutôt de vous préparer à l'idée de vivre une expérience hors du temps, d'apprendre à vous faire confiance et à croire en la capacité de votre corps à accoucher de ce bébé qu'il a mis des mois à créer.

Notes

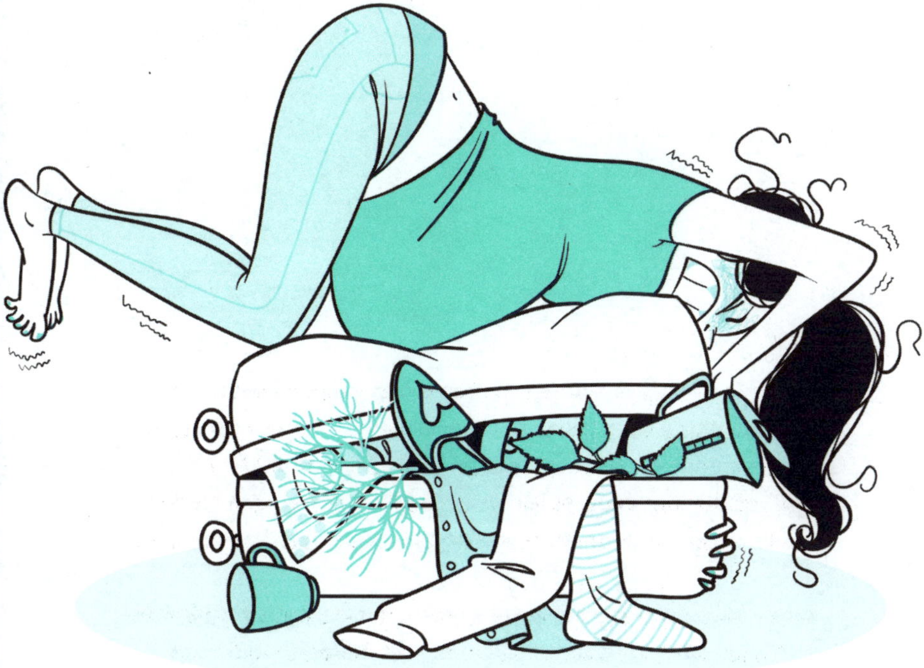

Acte 9

La valise maternité naturo

Je conseille souvent aux femmes de commencer à réfléchir à leur valise maternité vers le 6e ou le 7e mois. Pour certaines personnes c'est un peu tôt, mais l'objectif est que le 9e et dernier mois soit consacré à la détente et à l'attente. Cela suppose donc un peu d'organisation et d'anticipation.

Une valise naturo pour future maman, c'est tout simplement une valise plus naturelle avec des éléments qui vous feront du bien et qui vous permettront une meilleure récupération en post-partum.

Pour un accouchement à domicile

Vous avez la possibilité d'accoucher dans différents lieux : à la maternité, en plateau technique, en maison de naissance, à domicile...

Si vous avez choisi l'option de l'accouchement à domicile encadré par une sage-femme, elle vous communiquera la liste des éléments dont vous avez besoin : alèses jetables, serviettes, compresses, thermomètre...

Pour un accouchement à la maternité, en plateau technique ou en maison de naissance

Il vous faudra préparer deux sacs : un pour la salle d'accouchement et un pour le séjour à la maternité.

Le sac d'accouchement

C'est le sac que vous aurez près de vous pendant la phase de travail et les quelques heures qui suivent l'accouchement. Je vous livre ma proposition, mais sentez-vous libre de la compléter avec ce qui vous semble pertinent.

Voici ce que peut contenir votre sac d'accouchement :

- Votre **dossier médical** avec le **projet de naissance**, si vous en avez rédigé un.
- Votre **téléphone** et son **chargeur**. Pensez à vous créer une playlist de **musiques** inspirantes pour vous détendre ou vous donner du courage !
- De quoi vous **attacher les cheveux** (élastiques, bandeau, barrettes...).

- Une **bouteille d'eau** avec une paille ou un **brumisateur**. Certaines maternités n'acceptent pas que vous buviez de l'eau ou que vous mangiez pendant l'accouchement (ce qui est assez violent à mon sens...), mais vous pouvez vous mouiller la bouche avec le brumisateur.
- Un **baume à lèvres**. Si vous ne pouvez pas boire, vos lèvres seront sûrement desséchées.
- Des **mouchoirs**.
- Un **tee-shirt large** dans lequel vous vous sentez bien.
- De grosses **chaussettes** toutes douces (beaucoup de femmes ont froid).
- Des **fleurs de Bach** ciblées ou bien du Rescue® (vous trouverez quelques élixirs floraux et leurs propriétés à l'acte 5).
- Une **veilleuse** (pour pouvoir éteindre les néons de la salle de naissance et avoir une lumière tamisée, propice à la sécrétion de l'ocytocine).
- Des **granules d'homéopathie**, après consultation avec un médecin homéopathe ou sur les conseils d'une sage-femme ou d'un pharmacien.
- Un mélange d'**huiles et huiles essentielles** autorisées, dont vous aimez l'odeur, pour être massée (vous trouverez des exemples d'huiles essentielles utilisables pendant la grossesse à l'acte 5).
- Un **livre** ou un magazine. Je ne vous garantis pas que vous aurez le temps de le lire, mais certaines femmes apprécient la distraction.
- Des **souvenirs** de votre *blessing way*, une photo de vos enfants si ce n'est pas votre premier accouchement, des cristaux, votre bola de grossesse (un collier long avec une clochette qui berce votre bébé pendant la grossesse et que vous pouvez ensuite placer dans une peluche quand votre bébé sera né. En Indonésie, ce bijou est considéré comme un vrai porte-bonheur !).
- Tout ce qui a une **valeur sentimentale** et qui vous apportera réconfort et courage.

Mesdames, je ne partage pas avec vous la liste des choses à emporter pour votre partenaire. Que ce soit un homme ou une femme, j'estime que ce n'est pas à la future maman de préparer cette liste. Cela s'ajoute à la charge mentale, qui est assez présente chez la femme. Alors cessez de lire pendant quelques lignes, passez le livre à la personne concernée et revenez ensuite.

Pour le ou la partenaire (ne trichez pas, futures mamans !) :

- Votre **téléphone** et son **chargeur**.
- Un **appareil photo** (c'est souvent le téléphone de nos jours).
- Une **bouteille d'eau**.
- Des **en-cas sains**, comme des oléagineux avec des fruits secs. Essayez de ne pas manger des aliments avec des odeurs fortes (qui peuvent déranger olfactivement) et évitez s'il vous plaît les aliments qui font envie à votre partenaire si elle ne peut pas manger !
- Un **livre** ou un magazine.
- Un **oreiller de voyage**.
- Du **Rescue®** pour vous aussi !

La valise pour le séjour à la maternité

Ça y est, votre bébé est né ! Peut-être comme vous l'aviez rêvé ou peut-être pas, mais en tout cas vous l'avez fait. Vous avez accouché. Bravo Super Mama !

Les conseils que vous allez trouver ici pour remplir votre valise maternité naturo sont en lien avec le concept des 5C, créé par Julia Simon[22] :

- **Chaleur** : c'est la règle la plus importante. Votre nourriture doit être chaude (au maximum) et votre corps aussi, même en été.
- **Calme :** après l'accouchement, votre corps aura besoin de repos pour récupérer.

22. Naturopathe et auteure du livre *Bien vivre le quatrième trimestre au naturel*, First Éditions.

- **Communauté** : le soutien de votre « village » est primordial. Ce sont des personnes bienveillantes et aimantes qui vous couvriront d'un regard doux et qui vous aideront.
- **Communication** : si vous souhaitez que vos besoins soient entendus, communiquez-les.
- **Câlins** : le peau-à-peau n'est pas bénéfique qu'au bébé. Vous aussi, jeune maman, vous avez besoin de remplir votre réservoir d'amour et de sécurité !

Comme pour le sac d'accouchement, sentez-vous libre d'enlever des choses ou de compléter cette liste.

Pour l'alimentation et la boisson :

- Une **bouilloire**, une **gourde isotherme** et une **tasse**.
- Des **tisanes**. Si vous allaitez, misez sur les tisanes d'allaitement contenant de l'anis, du fenugrec, du fenouil et du carvi, qui booste la production de lait.
- Si vous ne souhaitez pas allaiter, prévoyez quelque chose pour stopper la montée de lait : du persil à mettre dans une brassière ou des feuilles de chou en cataplasme. Vous pouvez aussi consommer du persil, de la menthe, de la sauge et de l'artichaut, qui sont des aliments anti-galactogènes (c'est-à-dire qui freinent la production de lait).
- De quoi **bien manger** pendant le séjour (cela peut vous être apporté) :
    - Des bouillons (d'os, de poulet, de légumes ou d'algues), des sachets de soupe miso déshydratée.
    - Des mélanges d'oléagineux et de fruits secs.
    - Des tranches de pain complet bio au levain, ou des crackers sans sucre ajouté type Pain des fleurs® avec de la purée d'oléagineux (amandes, cacahuètes, noisettes) pour vos collations et les petits déjeuners.

Pour les équipements :

- Un **coussin d'allaitement** : que vous choisissiez d'allaiter ou non, je trouve que c'est un indispensable pour bien caler votre bébé.
- Une **écharpe de portage** : vous pourrez ainsi avoir les mains libres tout en portant votre bébé, qui aura besoin de se sentir en sécurité. Quoi de mieux que d'être contre sa maman ou son deuxième parent pour ça ? Renseignez-vous bien sur les écharpes et les porte-bébés, certains ne respectent pas la physiologie du bébé (écart des hanches, compression des parties génitales, etc.). Votre bébé doit être porté face à vous et non face au monde.
- Des **protections hygiéniques** bio, format maternité ou nuit.
- Une **bouillotte** qui se remplit avec de l'eau chaude (vous pourrez chauffer l'eau avec votre bouilloire) ou électrique. Je vous déconseille les bouillottes qui se chauffent au micro-ondes, car vous n'y aurez pas toujours accès.
- Des **fleurs de Bach** : Rescue®, Walnut (qui convient aux périodes de changement) ou bien Red Chesnut (si vous vous inquiétez pour votre bébé).
- Un **tissu** pour bander votre bassin. La plupart des sages-femmes connaissent cette technique ou sinon apprenez-la pendant votre grossesse avec votre doula ou votre partenaire.
- Une **veilleuse** (que vous aurez dans votre sac d'accouchement).

Pour votre dressing :

- Des **vêtements confortables** et larges. Si vous souhaitez allaiter, équipez-vous en vêtements d'allaitement (chemise de nuit, brassière, soutien-gorge, tee-shirt, robe...).
- Si vous prévoyez de faire des photos dès les premiers jours, vous pouvez choisir une **jolie tenue** dans laquelle vous vous sentez bien. Votre ventre ne va pas dégonfler d'un coup et vous aurez encore un joli bidon, souvenir de votre grossesse, en sortant de la maternité.

- Des **culottes filet jetables** (qui se trouvent facilement au supermarché, au rayon bébé). Non, ce n'est pas écolo, mais personne ne vous en tiendra rigueur ! Les pertes de sang, qu'on appelle les « lochies », sont très abondantes après un accouchement et les fuites sont fréquentes. Les protections lavables (serviettes ou culottes menstruelles) ne sont pas forcément adaptées pour les premiers jours du post-partum. De plus, je trouve que vous n'avez pas besoin, juste après avoir accouché, de vous surcharger l'esprit avec des protections à laver. On vous le précisera à la maternité, mais les tampons et les *cups* menstruelles sont interdits après un accouchement. Le col de l'utérus restant ouvert, cela pourrait favoriser des infections. Il faut généralement compter huit semaines avant de se remettre à utiliser des protections hygiéniques internes.
- Des grosses **chaussettes** ou des chaussons.

Pour votre trousse de toilette :

- Un **hydrolat**, sous forme de vaporisateur, de rose ou de fleur d'oranger. Pour vous rafraîchir et apaiser votre peau.
- De la **teinture mère de calendula**. Bien connue des sages-femmes, elle permet d'aider votre périnée à cicatriser. Après avoir pris votre douche, imbibez une compresse de la teinture diluée dans un peu d'eau de source ou d'hydrolat d'hamamélis et tapotez la zone, doucement. Elle peut également être utilisée pour les soins du cordon du bébé, en suivant le même mode d'emploi.
- Un **savon doux** et respectueux de votre peau. Si possible sans odeur pour ne pas perturber votre bébé (ou alors utilisez toujours le même). Je vous recommande les savons biologiques saponifiés à froid. Il y a beaucoup de petits producteurs en France, c'est l'occasion d'acheter local !
- De l'**huile d'amande douce** (ou une autre huile de votre choix) pour continuer à masser votre corps et pour votre visage. Si vous vous maquillez, cela vous servira également de démaquillant.

- Votre **brosse à dents** et du **dentifrice**. Je vous conseille de faire attention aux compositions des dentifrices, qui peuvent contenir des perturbateurs endocriniens. Privilégiez les dentifrices biologiques.
- Du **shampoing**. Vous n'aurez peut-être pas le temps ou l'envie, mais je sais qu'après avoir bien transpiré pendant mes accouchements, j'ai adoré me laver les cheveux ! Pour le shampoing ou autres soins capillaires, regardez la composition et évitez ceux qui contiennent du sodium lauryl sulfate ou du sodium laureth sulfate ; ils font mousser les shampoings mais irritent le cuir chevelu. On retrouve ces détergents dans des produits ménagers nettoyants... Privilégiez les shampoings bio et, si possible, sans paraben et sans silicone. Ces mentions sont précisées sur les bouteilles. Vous pouvez trouver des shampoings, des après-shampoings et même des masques solides. Ils sont plus écologiques, prennent moins de place dans votre salle de bains et, si vous voyagez en avion, pourront être emmenés dans une valise cabine sans vous soucier de la règlementation interdisant les produits de plus de 100 ml !

Si vous n'avez pas pu préparer de valise maternité, ne vous inquiétez pas ! L'hôpital pourra vous fournir les affaires urgentes dont vous avez besoin. Et s'il manque quelque chose : vous pourrez vous le faire parvenir pendant votre séjour à la maternité. Rappelez-vous, pour accoucher, vous n'avez finalement besoin que de vous et de votre bébé !

Conclusion

Écrire un livre, c'est un peu comme vivre une grossesse : on passe par plein d'étapes et d'émotions contradictoires pour accoucher ! Ouf, le livre est moins gros !

Mon objectif à travers ce livre, mon troisième bébé, était de partager avec vous mes connaissances et celles d'expertes dans leur domaine. Comme je le fais en consultation.

Je vous le disais dans l'introduction, c'est le livre que j'aurais aimé découvrir pour ma première grossesse. Un livre rempli d'information, mais surtout, qui met en avant l'importance de bien comprendre son corps et sa tête, de se faire confiance, de s'écouter et de bien s'entourer.

J'espère que *Ma grossesse naturo* vous aura apporté ce que vous étiez venue chercher, et même davantage. Vous avez de magnifiques ressources en vous, j'en suis persuadée, pour préparer votre corps, expérimenter la grossesse et donner la vie.

Je voudrais conclure ce livre par le témoignage d'une amie qui m'est très chère. J'ai eu le bonheur d'être à ses côtés avant, pendant et après sa grossesse.

Témoignage d'Anne-Sophie

Maman de Capucine, née en juillet 2020 (@vivre_au_natur_elle)

« La naturopathie m'a beaucoup apporté quand j'étais enceinte, mais également en amont. Avant la découverte de cette approche naturelle de la santé, je ne mesurais pas l'importance de préparer nos corps avant la grossesse. « Nos corps » parce que mon conjoint a joué également le jeu.

Quand on y pense, c'est logique : on fait le ménage avant d'accueillir des invités chez soi. Pour la grossesse, c'est pareil ! Dès que nous avons décidé d'essayer d'avoir un enfant, nous avons fait une cure détox et appliqué des principes de la naturopathie pour améliorer notre hygiène de vie (exercice physique, contact régulier avec la nature, respirations...).

Une fois la cure détox réalisée, je me sentais à l'aise dans mon corps et prête à accueillir un bébé au creux de moi, dans le petit nid douillet que je lui avais préparé.

Quand j'ai appris ma grossesse, j'ai mis en place au fil des mois les conseils de ma naturopathe pour me sentir le mieux possible : alimentation saine et à majorité végétale, exercice physique doux, méditation et prise de compléments alimentaires adaptés pour éviter des carences. Chaque mois, les conseils étaient personnalisés pour s'adapter à mon état du moment.

Ma grossesse a été très agréable, je n'ai quasiment eu aucun problème ! Je ne peux pas assurer que c'est uniquement grâce à la naturopathie, mais je pense que ça y a énormément contribué. Mon accouchement à domicile, entourée de ma sage-femme, de ma doula, de mon partenaire et de ma chienne, s'est parfaitement déroulé aussi. J'en garde un magnifique souvenir.

S'il y a un moment dans votre vie pour expérimenter la naturopathie et ses nombreux bienfaits, c'est bien pendant la préconception et la grossesse ! »

Remerciements

Sans certaines personnes, ce livre n'aurait pas vu le jour. Il est donc très important pour moi de les remercier.

Merci à **Lucie**, mon éditrice. Merci pour cette merveilleuse proposition d'écriture, pour tes corrections, pour ta bienveillance et pour ton soutien.

Merci à **Odile Chabrillac**, directrice de l'école de naturopathie dans laquelle je me suis formée (Institut de naturopathie humaniste). Merci d'avoir pris le temps de lire ce livre, merci pour tes corrections et pour tes conseils.

Merci à mon amoureux, **Xavier**. Tu es mon roc, celui qui me soutient dans tous mes projets. Merci pour ton amour inconditionnel qui me porte et me permet de réaliser de belles choses.

Merci à mes enfants, **Simon** et **Thalia**. Sans les grossesses et sans la découverte de la maternité, je n'aurais pas pu écrire ce livre. Merci d'avoir fait de moi votre maman.

Merci à ma **maman**. Si j'ai pu écrire ce livre, c'est en énorme partie grâce à toi, qui as si souvent gardé les enfants pour que j'aie du temps libre.

Merci à mes **amies** et **amis**, qui m'ont demandé régulièrement des nouvelles quant à l'avancée de ce livre (un peu comme pour une grossesse, quand la date du terme approche et que tout le monde demande « Alors, ça y est ? » !). Un merci tout particulier à **Anne-Sophie** et **Émilie**, avec qui j'ai échangé quasiment quotidiennement sur le livre et son contenu. Votre soutien m'est précieux.

Merci à toutes les femmes qui figurent dans ce livre. C'était important pour moi de mettre le féminin à l'honneur et de vous donner la parole.

Enfin, merci à vous qui tenez ce livre entre vos mains et qui avez pris la peine de lire ces remerciements !

Bibliographie

Dans *Ma grossesse naturo*, j'ai mentionné certains ouvrages que je vous recommande de lire :

- *Bien vivre le quatrième trimestre au naturel*, Julia Simon, Éditions First, 2019
- *Foutez-vous la paix ! Et commencez à vivre*, Fabrice Midal, Flammarion, 2017
- *La naissance en BD, découvrez vos super pouvoirs* (tome 1), Lucile Gomez, Mama Éditions, 2020
- *Le mois d'or*, Céline Chadelat et Marie Mahé-Poulin, Presses du Châtelet, 2019
- *Vegan sans carences*, Dr Markus Keller et Edith Gätjen, Éditions Ulmer, 2018
- *L'Incroyable Pouvoir de votre microbiote*, Éditions J'ai lu bien être, 2017

Pour aller encore plus loin, je vous invite à découvrir :

- *Attendre bébé autrement, manuel pour une grossesse naturelle*, Catherine Piraud-Rouet et Emmanuelle Sampers-Gendre, Éditions La Plage, 2020 (2e édition)
- *J'accouche bientôt, que faire de la douleur ?*, Maïtie Trélaün, Éditions Le Souffle d'Or, 2012
- *Le bébé est un mammifère*, Dr Michel Odent, Éditions L'Instant Présent, 2014 (2e édition)
- *Les doulas, une présence tout en douceur à la naissance*, Adela Stockton, Éditions Le Souffle d'Or, 2012
- *Périnée, arrêtons le massacre !*, Dr Bernadette de Gasquet, Marabout, 2020

- *Vivre et transmettre le meilleur pendant sa grossesse*, Sophie Metthey, Éditions Le Souffle d'Or, 2012
- *Vivre sa grossesse et son accouchement, une naissance heureuse*, Isabelle Brabant, Chronique Sociale, 2013
- *www.auseinendouceur.com*, le site internet de Caroline de Ville, médecin généraliste et consultante en lactation

Si vous souhaitez découvrir la naturopathie (alimentation, phytothérapie, aromathérapie...), je vous conseille :

- *La naturopathie pour les nuls, vite et bien !* Anne-Claire Meret, Éditions First, 2019
- *Ma bible de l'herboristerie* (édition luxe), Michel Pierre et Caroline Gayet, Leduc Pratique, 2018
- *Ma famille Slow Cosmétique*, Julien Kaibeck, Leduc Pratique, 2017
- *Mon corps en équilibre, guide de naturopathie pour renouer avec son corps et la planète*, Géraldine Pezet et Caroline Florentin, Tana Éditions, 2020
- *Naturopathie, le guide complet au quotidien*, Marine Le Gouvello, Rustica Éditions, 2018
- *Naturopathie, le petit ABCdaire*, Audrey Carsalade, Mango Éditions, 2020
- *Quelles huiles essentielles pendant ma grossesse ?*, Danièle Festy, Leduc Pratique, 2018